Susan M. Ludington-Hoe
Susan K. Golant

Liebe geht durch die Haut

Susan M. Ludington-Hoe
Susan K. Golant

Liebe geht durch die Haut

Eltern helfen ihrem frühgeborenen Baby
durch die Känguruh-Methode

Kösel

Übersetzung aus dem Englischen: Maria Andreas, München.
Die Originalausgabe erschien unter dem Titel »Kangaroo Care. The
Best You Can Do to Help Your Preterm Infant« bei Bantam Books,
a division of Bantam Doubleday Dell Publishing Group, Inc.

ISBN 3-466-34315-1

Druck und Bindung: Kösel, Kempten.
Fotos: Ursula Markus, Zürich.
Umschlag: Elisabeth Petersen, Glonn.

1 2 3 4 5 6 · 99 98 97 96 95 94

*Gedruckt auf umweltfreundlich hergestelltem Werkdruckpapier
(säurefrei und chlorfrei gebleicht)*

Für Mary Ellen Ludington Roach und Omid Seyed Hashemi, die ständig Hautkontakt mit mir hielten, als ich auf der Intensivstation lag, und dank derer ich überlebt habe, als niemand es für möglich hielt.

Und für alle künftigen Generationen.

Inhalt

Unter dem Wärmestrahler – Umzug in den Brutkasten –
Übergang zum offenen Bettchen – Frühgeborenen-Versor-
gung im Überblick – Die gar nicht schöne neue Welt Ihres
Frühchens – »Klappe dicht« in der Säuglingsstation

Vorwort

Bis vor kurzem haben Ärzte und Schwestern den Eltern von Frühchen eher abgeraten, ihre Babys im Arm zu halten – das Infektionsrisiko erschien bei diesen zarten, empfindlichen Kindern zu groß.
Die Känguruh-Methode, engster Hautkontakt zwischen Eltern und
Kind, ist eine umwälzende Neuerung im Umgang mit Frühgeborenen. Die ersten Forschungen dazu kamen aus Lateinamerika, weltweite Studien folgten in den 80er Jahren. Heute wird die Känguruh-
Methode als Alternative zur üblichen Frühgeborenen-Versorgung
zunehmend populärer. Neonatologen wie ich selbst beobachten, wie
hervorragend Neugeborene auf die Känguruh-Methode ansprechen.
Nicht nur die Schlaf- und Atemmuster verbessern sich, die Babys
scheinen sich durch den Hautkontakt mit ihren Eltern zu entspannen
und wohlzufühlen. Die Känguruh-Methode tut auch der Psyche der
Eltern gut, weil sie dadurch eine aktive, nicht nur eine passive Rolle
bei der Entwicklung ihres Babys übernehmen können.
Um Frühgeborenen zu helfen, muß eine hochtechnisierte Intensivmedizin eingreifen, doch Eltern wie Babys hungern nach gegensei-
tiger Berührung. Als Neonatologe kann ich die Känguruh-Methode
allen Eltern guten Gewissens empfehlen; bei sämtlichen Babys (und
Eltern), mit denen ich bisher gearbeitet und geforscht habe, hatte
diese Methode nur positive Auswirkungen.
Susan Ludington-Hoe und Susan Golant haben hier einen umfassenden, fundierten und durchdachten Ratgeber für die Anwendung
der Känguruh-Methode geschrieben. Die Autorinnen behandeln
sämtliche Aspekte dieser Methode, einschließlich der Geschichte,
der Forschungsgrundlagen und der Praxis, so daß Eltern, die ihrem
Baby diesen intensiven Hautkontakt zugute kommen lassen möch-

ten, alle nötigen Informationen dazu in der Hand haben. Ich möchte dieses klar geschriebene Handbuch mit seinen schrittweisen Erläuterungen allen Eltern empfehlen, die vor der herausfordernden Aufgabe stehen, ihrem Frühgeborenen zu helfen.

Dr. Anthony J. Hadeed
Leiter der Neugeborenen-Intensivstation am Kadlec Medical Center,
Richland, Washington, USA

Erster Teil

Was ist die Känguruh-Methode?

1
Revolution in der Frühgeborenen-Medizin

Oktober 1991: Ein winziges Baby wurde 16 Wochen zu früh in der Bostoner Brigham-Frauenklinik geboren. Steven ging es ziemlich schlecht, und die Mediziner hatten große Mühe, ihn am Leben zu erhalten. Alles, was sie versuchten, schien erfolglos zu bleiben. Es war traurig, wie Steven verfiel: Seine Blutwerte verschlechterten sich, und seine unreife Lunge war nicht in der Lage, ihn mit Sauerstoff zu versorgen.

Die Schwestern der Frühgeborenen-Intensivstation beschlossen, Steven seiner Mutter Dorothy zu übergeben, damit sie sich von ihm verabschieden könne. Sie ließen Mutter und Kind allein und kamen zwei Stunden später zurück.

Welche Überraschung wartete da auf sie! Dorothy hielt Steven, der noch mit seinen sämtlichen Geräten und Monitoren verkabelt war, immer noch im Arm. Aber sie hatte ihn ausgezogen und in einer Spontanentscheidung auf ihre nackte Brust gelegt. Als die zuständige Schwester Stevens Lebensfunktionen maß – zum letzten Mal, wie sie glaubte –, stellte sie fest, daß der Sauerstoffspiegel im Blut gestiegen und der Kohlendioxidwert gesunken war (genau, was man sich wünscht); sein Blutdruck war stabiler, seine Atmung weniger mühsam.

Die Schwestern berieten sich mit dem Assistenzarzt und baten dann Dorothy, ihr Baby die ganze Nacht über zu halten, so daß sie seine Entwicklung weiter überwachen könnten. Innerhalb von 24 Stunden trat in Stevens Gesundheitszustand eine dramatische Besserung ein.

Als Dorothy müde wurde, löste ihr Mann sie ab. Im Lauf der nächsten beiden Tage lag Steven in der Intensivstation dieser Klinik ständig bei seinen Eltern auf der Brust.

In diesen drei Tagen schlug Stevens körperlicher Zustand vollkommen um. Das Personal tat weiter alles Menschenmögliche, um sein Leben zu retten. Dorothy und Jack waren von ihrem Wachen rund um die Uhr erschöpft, und die Neonatologin schlug vor, die Sitzungen auf drei Stunden täglich zu begrenzen. In den folgenden Wochen wechselten sich Dorothy und Jack abends ab, bis Steven aus dem Brutkasten in ein offenes Bettchen verlegt wurde. Im Alter von vier Monaten konnte er aus der Klinik entlassen werden. Ein paar Monate später kam im Fernsehen eine Sendung über Steven und seine Eltern – ein »Wunderbaby« und seine Familie.

Dieser ermutigende Erfolg war für die Ärzte und Schwestern ein großer Anreiz, dasselbe auch mit anderen Frühgeborenen auszuprobieren. Bald wurden Babys, deren Atmung mit Hilfe eines Beatmungsgeräts geregelt werden konnte, den Eltern auf die Brust gelegt. Dank eines glücklichen Zufalls hatten Dorothy und Steven die ungeheuren Vorzüge der Känguruh-Methode allen vor Augen geführt.

Wann ist ein Baby eine Frühgeburt?

Trotz der gängigen Ansicht, eine Schwangerschaft dauere neun Monate (36 Wochen), wird ein *voll ausgetragenes* Baby im Idealfall erst mit 40 Wochen geboren. Jedes Kind, das zwischen der 38. und 42. Schwangerschaftswoche geboren wird, gilt als voll ausgetragen. Babys, die in der 37. Woche oder früher zur Welt kommen, werden als Frühgeborene betrachtet. Wir sprechen auch von »Frühchen«. Sieben Prozent aller in den USA geborenen Babys (in Deutschland: rund acht Prozent – ca. 50.000 Kinder, Anm.d.Red.) sind Frühgeburten. Obwohl die Anzahl der Frühgeburten in den letzten sechs

Jahren konstant geblieben ist, liegen heute mehr Frühchen als je in den Intensivstationen der Kinderkliniken. Die Medizin hat so stürmische Fortschritte gemacht, daß sich Ärzte und Schwestern heute sogar schon um die Rettung von Babys bemühen können, die in der 24. bis 26. Schwangerschaftswoche (16 bis 14 Wochen zu früh) geboren werden. Noch 1986 hatten solche Frühgeborenen wenig Überlebenschancen.

Da eine hochentwickelte Technologie immer jüngere Frühgeborene am Leben erhalten kann – bei zunehmender Wahrscheinlichkeit einer gesunden Weiterentwicklung –, verbringen heute viele Babys ihre ersten Wochen und Monate in einer Klinik. Ein mit 26 Wochen geborenes Frühchen bleibt durchschnittlich drei Monate lang im Krankenhaus.

Doch die Klinikumgebung, die zur Rettung Ihres Frühgeborenen so notwendig ist, hat auch ihre Nachteile. Schon im Mutterleib funktionieren ab der 18. Schwangerschaftswoche sämtliche Sinnesorgane des Kindes, wenn auch noch nicht voll ausgereift. Das bedeutet, daß Ihr Frühchen ab dem Augenblick der Geburt sehen, fühlen, tasten, riechen, schmecken und Bewegung wahrnehmen kann. Sein Wahrnehmungssystem ist möglicherweise sogar überempfindlich, da sein Gehirn noch zu unreif ist, um unwichtige Signale auszusondern. Beim geringsten Geräusch zuckt das Baby erschrocken zusammen, sein Puls jagt, vielleicht hört es auf zu atmen und verfärbt sich von rosa zu blau. Es blinzelt, um sich vor dem hellen Licht zu schützen. Und es lernt rasch, daß auf Berührungen häufig Schmerzen folgen, ausgelöst von verschiedenen medizinischen Eingriffen.

Obwohl ihm das nötige »dicke Fell« noch völlig fehlt, muß Ihr Baby wochen- oder sogar monatelang lebenswichtige, aber doch qualvolle Prozeduren über sich ergehen lassen, isoliert in der High-Tech-Intensivstation. Und dabei ist es auch noch von Ihnen getrennt. In der Klinik werden seine sämtlichen Körperfunktionen vom Personal und von Apparaten überwacht, und Sie haben nur begrenzte Möglichkeiten, Ihr Baby liebevoll zu streicheln und zu knuddeln. Es ist schwer zu ertragen, wenn Sie Ihr Kind unter Sensoren, Drähten und Schläuchen begraben sehen, wenn Sie hilflos daneben stehen und es bei einer Blutabnahme schreien hören müssen. Die Mitteilung, daß es Atemschwierigkeiten hat oder seine Körpertemperatur nicht ohne den Beistand von Maschinen aufrechterhalten kann, erschreckt Sie. Geräte und nicht Sie sind die Kontrollinstanz in den ersten Tagen oder Wochen im Leben Ihres Kindes.

Wenn Sie mit solchen Erfahrungen konfrontiert werden, fühlen Sie sich vielleicht machtlos und nicht in der Lage, Ihr Kind zu trösten. Sie dürfen es nur eingeschränkt besuchen und haben mit Ängsten, Verwirrung und Sehnsucht zu kämpfen, vor allem, weil Sie ja wissen, daß Ihr Frühchen zwar sehr krank, aber trotzdem eine kleine Person ist. Und die braucht die Wärme Ihrer liebevollen Umarmung und Zuneigung, um sich zu erholen, zu wachsen und zu gedeihen.

Die Känguruh-Methode, die Revolution

Doch seit 1983 brodelt und gärt es in der Frühgeborenen-Medizin. Die Revolution heißt Känguruh-Methode, und sie leistet zweierlei: Erstens erholt sich das Frühgeborene leichter von den Nachwirkungen der zu frühen Geburt, zweitens haben die Eltern die Chance, selbst aktiv zu werden und eine innige Beziehung zu ihrem Baby herzustellen. Die Känguruh-Methode in Ergänzung zur Intensivmedizin ist einfach das Beste, was Sie tun können, um Ihrem Frühchen zu helfen. Und diese Methode kostet Sie keinen Pfennig – nur elterliche Liebe, geschenkt mit fröhlichem Herzen.

Wenn Sie Känguruh-Mutter spielen, holt die Schwester Ihr nur mit einer Windel bekleidetes Baby aus dem Brutkasten oder Bettchen und hilft Ihnen, es aufrecht auf Ihre Brust zu legen. Der Hautkontakt ist intensiv. Während Ihr Kleines ein bis zwei Stunden zwischen

Ihren Brüsten liegt, werden Sie bemerken, wie es ruhiger wird, sich an Sie kuschelt und einschläft. Vielleicht versucht es sogar, an Ihnen zu saugen. Die Känguruh-Methode schottet Ihr Baby ab vom Lärm und der Hektik der Intensivstation. Ihr Kind genießt dann einen Schutz, in dem es so tief schlafen kann, daß es sich durch nichts stören läßt – durch keine lauten Geräusche, kein grelles Licht, vielleicht nicht einmal durch die Injektionsnadeln an den Fersen. Die Känguruh-Methode ist so einfach, bringt aber Eltern und Babys unschätzbare Vorteile.

Die Pluspunkte der Känguruh-Methode

Warum können Frühgeborene mit Hilfe der Känguruh-Methode ihren Entwicklungsrückstand so gut aufholen? Hunderte weltweiter Forschungsergebnisse haben erwiesen, daß die Känguruh-Methode viele positive Auswirkungen auf das Frühgeborene hat, körperlich und seelisch. Dazu zählen:
- Stabiler Herzrhythmus
- Regelmäßigere Atmung
- Verbesserte Sauerstoffverteilung im gesamten Körper
- Schutz vor Kältestreß
  (Wenn ein Frühchen zu sehr auskühlt, verbraucht es viel von dem so dringend benötigten Sauerstoff und den Kalorien, um warm zu bleiben.)
- Längere Schlafperioden (in denen das Gehirn reift)
- Raschere Gewichtszunahme
- Weniger ziellose Aktivität, die auf Kosten des Wachstums und der Gesundheit Kalorien verbrennt
- Weniger Weinen
- Längere Aufmerksamkeitsspannen
- Gelegenheit zum Stillen und Genuß der gesundheitlichen Vorzüge der Muttermilch

- Früheres Bonding (liebevolle Eltern-Kind-Bindung)
- Wahrscheinlich eine frühere Entlassung aus der Klinik

In Kapitel 6, »Warum Sie die Känguruh-Methode anwenden sollten«, werden wir diese Pluspunkte ausführlicher darstellen.
Auch die positiven Auswirkungen auf die Eltern sind belegt. Bei
allen, die ihr Baby nach der Känguruh-Methode betreut haben,
hinterläßt die Geburtserfahrung trotz ihrer Problematik ein besseres
Gefühl. Die Eltern warten freudig und mit innerer Bereitschaft
darauf, ihr Baby nach Hause zu holen, und haben mehr Selbstvertrauen bei seiner Versorgung, weil sie bereits eine Bindung zu ihm
entwickeln und eine liebevolle Beziehung herstellen konnten. Das
gilt für Väter wie für Mütter (siehe Kapitel 2, »Die Känguruh-Methode und Bonding«, und Kapitel 12, »Speziell für den Vater«).
Kurz, die Känguruh-Methode fördert das Frühgeborene und ver-
setzt seine Eltern in die Lage, liebevoll, aktiv und positiv bei seiner
Versorgung mitzuwirken.

Gründe für den Erfolg der Känguruh-Methode

Wie kann eine so einfache, natürliche, untechnische Methode bei
den intensiv zu betreuenden Babys so wirkungsvoll anschlagen?
Das scheint ein Widerspruch in sich zu sein. Doch meine Forschungen und die von Kollegen aus aller Welt beweisen, daß es tatsächlich so ist. *Die Känguruh-Methode ist kein Ersatz für die medizinischen Maßnahmen, die die Atmung und andere physische Probleme
des Frühgeborenen regeln – aber ihre ideale Ergänzung.*
Ich glaube, daß drei Faktoren die hervorragende Wirkung der Känguruh-Methode auf ein Frühgeborenes erklären:
- Es werden ähnliche Bedingungen geschaffen wie die, die dem
  Frühchen schon im Mutterleib vertraut waren, zum Beispiel die
  Nähe des Herzschlags und der Stimme der Mutter, dazu die
  sanfte, rhythmische Bewegung ihres Atems.

- Das Baby ist voll abgestützt, kann aber seine Ärmchen und Beinchen bewegen.
- Das Baby empfindet Schutz und genießt eine Atempause von den Belastungen, denen es in der Intensivstation ausgesetzt ist.

Diese Faktoren werde ich eingehend in Kapitel 7, »Warum die Känguruh-Methode funktioniert«, beschreiben. Im Moment sollten Sie sich vor allem darüber klar werden, daß diese Methode auch eine Möglichkeit für Sie ist, aktiv in Ihre Elternrolle einzusteigen und ein fester Bestandteil im Leben Ihres Kindes zu werden, sobald aus medizinischer Sicht keine Bedenken mehr bestehen. Die Känguruh-Methode beschleunigt den erwünschten Bonding-Prozeß mit Ihrem Kind. Denn sobald Sie damit beginnen, werden Sie schnell sehen, wie sehr es Ihrem Baby gefällt, auf Ihrer Brust zu liegen. Sein Gesicht und seine Händchen werden sich entspannen, es lächelt und fällt in Tiefschlaf – das alles kann nur geschehen, wenn sich ein Baby geliebt und geborgen fühlt. Und Sie werden eine ungeheure Erleichterung spüren.

Eignet sich die Känguruh-Methode für Zwillinge?

Aber sicher! Sie können Ihre Zwillings-Frühchen gemeinsam an die Brust nehmen (jedes Baby an eine), eins nach dem anderen halten oder sich mit dem Vater abwechseln (sie halten ein Baby, während er das andere hält). Eine Zwillingsmutter hielt ihre Frühgeborenen sechs Stunden lang auf ihrer Brust. Sowohl die Babys als auch die Mutter schliefen in wohliger Wärme! Mehr über die Känguruh-Methode bei Zwillingen und einzelnen Babys erfahren Sie in Kapitel 10, »Vor, während und nach Anwendung der Känguruh-Methode«.

Was sagt die Wissenschaft zur Känguruh-Methode?

Bei neuen Methoden möchten die Eltern gern wissen, ob sich die angeblichen Erfolge auch wissenschaftlich untermauern lassen. Ich freue mich, Ihnen mitteilen zu können, daß bisher über 60 Studien zahlreicher Forscher in wissenschaftlichen Fachzeitschriften erschienen sind, die die Entwicklung Tausender Frühgeborener, die nach der Känguruh-Methode versorgt wurden, dokumentieren. Solche Untersuchungen wurden in Skandinavien, England, Frankreich, Deutschland, Indien, Uganda, Kenia, Mozambique, in ganz Mittel- und Südamerika sowie in den USA durchgeführt.

Die Ergebnisse sind überwältigend positiv. Zum Beispiel haben viele Forscher die Atemtätigkeit bei Anwendung der Känguruh-Methode untersucht und ausgezeichnete Verbesserungen feststellen können, desgleichen Erfolge bei der Gewichtszunahme, im Wachstum, bei der motorischen Entwicklung, der Entspanntheit, der Stillfähigkeit, des Gesundheitszustands insgesamt sowie der Überlebensquote. Die Forscher sind sich einig, daß Känguruh-Babys auf lange Sicht bessere Chancen haben. Die Studien werden von zahllosen klinischen Beobachtungen und Berichten bestätigt.

Dieses Buch stützt sich zwar überwiegend auf Studien aus den USA, doch deren Grundlage sind wiederum bahnbrechende Forschungen, die anderswo begonnen haben. Meine eigene Arbeit wurde von Dr. Gene Cranston Anderson angeregt, die die Känguruh-Methode in die USA brachte (siehe Kapitel 3, »Die Geburt der Känguruh-Methode«).

UNICEF und die Welt-Gesundheitsorganisation haben bereits Dossiers veröffentlicht, in denen die Känguruh-Methode empfohlen wird. In den USA sind weitere Forschungen zu diesem Thema im Gange; darüber hinaus finanzieren mir staatliche Gesundheitsbehörden zusätzliche wissenschaftliche Arbeiten über diese Methode. Wenn Sie die in diesem Buch dargestellten Ergebnisse gelesen haben, werden Sie verstehen, warum ich mich mit vielen anderen

Wissenschaftlern und Klinikern dafür einsetze, daß diese neue Form der Frühgeborenen-Pflege so vielen Babys wie möglich zugute kommt.

Eine Mutter erzählt:
Mary, Ben und die Känguruh-Methode

Mary schob die Tür zur Neugeborenen-Intensivstation am Kadlec Medical Center in Richland auf; Anblick und Geräusche waren ihr inzwischen vertraut. Mit einem Schlag befand sie sich mitten im Geschehen. Schwestern schlängelten sich zwischen den Brutkästen und offenen Wärmeliegen durch und kümmerten sich um ihre winzigen Schützlinge. Babys schrien mit diesem schwachen, hohen Stimmchen, wie nur die Frühchen sie haben; sie meldeten begreiflicherweise Protest dagegen an, daß sie mit Nadeln in die Fersen gepiekt wurden. Alles hier, das Geklirr metallener Instrumente, das Brummen von Röntgenapparaten, das grelle Licht und der Wirrwarr der Drähte – Alptraum eines jeden Elektrikers – ließ den Eindruck eines geordneten Chaos aufkommen. Mary suchte nach ihrem Söhnchen. Sie war wie jeden Tag hier, um ihr Neugeborenes zu besuchen.

Ben war vor zwei Wochen auf die Welt gekommen, in der 30. Schwangerschaftswoche (10 Wochen zu früh). Zwei Tage lang hatte er ein Beatmungsgerät gebraucht, hatte an Atemproblemen und einer Infektion gelitten. Bei der Geburt wog er nur 1502 Gramm.

Ben hatte in seinem kurzen Leben schon viel mitgemacht: Er hatte Atemnot erlebt, konnte seine Nahrung nicht richtig aufnehmen und verdauen, schlief unruhig und war nicht in der Lage, sich längere Zeit zu entspannen. Unter den wachsamen, niemals blinzelnden Augen heller Wärmestrahler lag er auf dem Rücken und wirkte sehr fahrig. Ein aus Schläuchen bestehender Krake kroch aus dem kleinem Körper heraus; Ben war an Monitore angeschlossen, die ständig seinen Herzschlag, seine Atmung, seinen Sauerstoffspiegel, seinen Blutdruck und seine Körpertemperatur kontrollierten. Da an Ben ständig herumgepiekt und -gestochert wurde und man ihn in jeder vorstellbaren Weise überwachte, war es kein Wunder, daß er unruhig und gereizt wirkte.

Mary und ihr Mann Dave waren ebenfalls stark mitgenommen. Kaum war Ben auf der Welt, quälten sich beide mit Fragen und Selbstzweifeln. Wie hatte das nur geschehen können? Haben wir in der Schwangerschaft irgend etwas gemacht, was die vorzeitigen Wehen auslöste? Warum ist das ausgerechnet uns passiert? Unserem ersten Kind? Wird Ben am Leben bleiben? Wird er besondere Pflege brauchen, wenn wir ihn mit nach Hause nehmen? Ihre Verunsicherung und ihre Ängste gingen tief unter die Haut.

Doch ab heute sollte Mary diese Gedanken hinter sich lassen. Heute war ein großer Tag. Ben feierte seinen zweiwöchigen Geburtstag. Noch aufregender: Joan, die für dieses winzige Baby zuständige Schwester, würde Mary heute ihr Söhnchen in die Arme legen – für die Känguruh-Methode.

Als Mary die Intensivstation betrat, winkte Joan ihr gleich zu. »Da entlang«, sagte sie und begleitete die junge Frau zu einem Umkleideraum. »Bitte ziehen Sie Bluse und BH aus«, wies Joan sie an, »und schlüpfen Sie in den gelben Klinikkittel, mit der Öffnung nach vorn. Wenn Sie sich umgezogen haben, können Sie es sich neben Bens Brutkasten bequem machen.«

Mary kleidete sich rasch um und ging zu dem verstellbaren Sessel, der neben Bens Brutkasten geschoben worden war. Sie beugte sich über ihren Sohn und bemerkte, wie unruhig er in dem grellen Licht und dem regen Treiben der Intensivstation war: Er ruderte mit Armen und Beinen.

Mary machte es sich bequem und legte die Füße hoch. Joan reichte ihr das Baby, das nur mit Windel und Mützchen bekleidet war, so daß Mutter und Kind jetzt Brust auf Brust dalagen, sich Haut an

Haut spürten. Joan sorgte dafür, daß die Kabel nicht an dem Baby zerrten oder es sonstwie störten. Sie legte Ben leicht schräg auf seine Mutter, in Kauerstellung mit angezogenen Knien, damit keine Körperwärme verlorenginge, das Köpfchen in die Nähe von Marys linker Brust. Als zusätzlichen Wärmeschutz faltete Joan eine Decke vierfach zusammen und legte sie dem Baby über den Rücken. Dann schloß Mary den gelben Kittel über Bens eingemummten Körper. Sofort begann Ben, sich an sie zu schmiegen und sich zu entspannen. Er beschloß, die linke Brust seiner Mutter als Kissen zu benutzen. »Mary, Sie können Ihrem Sohn etwas erzählen, ihn streicheln oder ihm etwas vorsingen – alles, was Sie wollen, bis er einschläft«, schlug Joan vor.

Mary befolgte Joans Rat. »Das ist ja toll mit dir, Kleiner«, sagte sie leise. »Komm, kuschel dich so richtig an. Hast du's auch schön warm und gemütlich? Du brauchst keine Angst zu haben. Ich halt dich gut fest. Du bist so ein braver kleiner Kerl. Weißt du überhaupt, wie lieb ich dich habe? Aber darüber reden wir später. Mami möchte, daß du jetzt ein bißchen schläfst. Ich bin sicher, du kannst die Ruhe gut gebrauchen.«

Mary schaute die Schwester dankbar an, und ihre Wangen glänzten vor Tränen. Dann blickte sie stumm zu Ben hinunter, wie er die Augen schloß und die Fingerchen entspannte. Sie lehnte sich wieder ganz zurück und begann, ein Schlaflied zu summen.

In ein paar Minuten schlief das Baby ein. Es blieb friedlich auf der Brust seiner Mutter liegen und wachte nur auf, um ein bißchen zu nuckeln. Mary war ganz aufgeregt. Sie hatte von Anfang an vorgehabt zu stillen und seit Bens Geburt fleißig Milch abgepumpt, um bereit zu sein, falls sich die Möglichkeit bot. Und jetzt bewegte Ben instinktiv seinen Kopf, bis er ihre Brustwarze gefunden hatte. Er öffnete seinen kleinen Mund, um soviel von der Brustwarze zu fassen, wie er konnte, und saugte sich fest, doch fast im selben Moment schlief er wieder ein.

Mary beobachtete ihn verzückt. Sie vergewisserte sich, daß Bens

Füßchen gut unter der Decke eingepackt waren, und lehnte sich ein bißchen weiter zurück, damit sie selbst und ihr Sohn es noch bequemer hatten. Zwei Stunden lang schlummerten sie beide friedlich vor sich hin, die Monitorgeräusche wurden immer leiser: Bens Herzschlag und Atmung wurden regelmäßiger. Plötzlich wachte Ben auf und begann zu schreien. Mary erwachte sofort und beruhigte ihn. »Hast du Hunger?« fragte sie, während sie ihm auf seine suchenden Mundbewegungen hin ihre linke Brustwarze anbot.

Joan bemerkte, daß etwas vor sich ging. Sie kam herbei und hielt Bens Kopf an die Brust und ermutigte Mary in ihren Bemühungen, Ben zu stützen, während sie die Brust etwas flacher drückte, damit Ben beim Saugen gut atmen konnte. Er nuckelte drei Minuten lang – eine tolle Leistung für das erste Stillerlebnis eines Frühgeborenen. Als Ben müde geworden war, legte Mary ihn zurück in seinen Brutkasten. Joan wechselte die Windel und legte ihn zwischen zusammengerollten Decken auf die Seite; dann korrigierte sie die Sensoren.

Mary war euphorisch. »Ich habe so lange auf diesen Moment gewartet«, sagte sie, und Freudentränen liefen ihr übers Gesicht. »Es ist eine solche Erleichterung, endlich Nähe zu meinem Baby zu spüren, es zu umarmen, zu stillen und zu lieben. Jetzt habe ich wirklich das Gefühl, ich bin seine Mutter! Ben braucht mich. Die Tage, als ich nur sein Händchen berühren konnte – die kommen mir vor wie eine Ewigkeit. Haben Sie das gesehen? Er hat mir mitten ins Gesicht geschaut. Es hat ihm wirklich gefallen, auf meiner Brust zu liegen. Ich kann's kaum erwarten, Dave alles zu erzählen. Er kommt morgen und macht für Ben das Känguruh. Jetzt kann ich mich endlich entspannen. Ben ist jetzt wirklich unser Kind.«

Die innere Kraft und die Bonding-Gefühle, die durch die Känguruh-Methode ausgelöst werden, wirkten so überwältigend, daß diese Mutter, der die Problematik der Frühgeburt furchtbar nahe gegangen war, das Selbstvertrauen gewinnen konnte, das für einen komplikationslosen Übergang von der Klinik zur normalen häuslichen Versorgung nötig ist. Mary konnte sich jetzt darauf freuen, ihr Baby mit nach Hause zu nehmen, und empfand bei dem Gedanken mehr Behagen und Selbstsicherheit.

Wie Sie sehen können, ist die Känguruh-Methode billig, stets verfügbar, tröstlich, einfach und unaufdringlich. Sie wird Ihnen helfen, die Zeit des Klinikaufenthalts Ihres Kindes zu überbrücken und mit dessen körperlichen Beschwerden besser umzugehen. Was für ein wunderbares Geschenk von Mutter und Vater an ihr Baby!

2

Die Känguruh-Methode
und Bonding

Ginny wurde zu einer unserer Känguruh-Mütter, als wir sie baten, im Rahmen einer Studie ihr Baby Jesse, das in der Intensivstation lag, an fünf aufeinanderfolgenden Tagen eine gewisse Zeitspanne lang zu halten. Ihre Erfahrung ist ein schönes Beispiel für die Entwicklung von Bonding-Gefühlen.

Am ersten Tag des Experiments ging Ginny die Sache recht zurückhaltend an. Sie kam stumm in die Intensivstation, zog sich hinter einem Wandschirm um und saß steif da, während ihr die Schwestern Jesse auf die Brust legten. Zuvor hatte sie auf das Befragungsblatt geschrieben: »Ich weiß nicht, ob ich bei dem Experiment überhaupt mitmachen sollte.«

Am zweiten Tag kam Ginny ohne Umschweife in den Raum, machte sich fertig und setzte sich schwungvoll in den Sessel. Sie streckte die Arme aus, um ihr Kind in Empfang zu nehmen und mitzuhelfen, es in die richtige Lage zu bringen. Auf ihr Frageblatt schrieb sie an jenem Tag anschließend: »Es war mir wirklich ein Bedürfnis.«

Tag drei: Ginny rannte fast in die Intensivstation, riß sich ihr T-Shirt herunter und warf den Klinikkittel über, während sie sich dem Brutkasten ihres Sohnes näherte. Sie grinste wie ein Honigkuchenpferd, als sie ihn selbst aus dem Kasten herausnahm und sich auf die Brust legte; die Kabel verschob sie vorsichtig so, daß sie seitlich an Jesse entlangliefen. Auf ihr Befragungsblatt schrieb sie: »Die Känguruh-Methode ist das einzig Wahre für mich! Ich genieße es wahnsinnig. Es ist mir wirklich ein ganz starkes Bedürfnis.«

Nach dem fünften Tag brachte Ginny ihren Mann mit. Sobald sie die Neugeborenenstation betreten hatten, sagte sie: »Tom, ich habe eine Überraschung für dich. Zieh dir dein Hemd aus und wasch dich gründlich.« Dann führte sie ihn zum *Inkubator* ihres Söhnchens und verkündete: »Jetzt darfst du unser Baby halten!«

Tom setzte sich in den Sessel, und auch er begann zu grinsen, als seine Frau ihm den kleinen Jungen auf die Brust legte. Bald war Tom am Singen und Schaukeln. Jesse lächelte in den 30 Minuten, als sein Vater ihn hielt, nicht weniger als fünfmal.

Die Känguruh-Methode gab der ganzen Familie die Gelegenheit zum Bonding – eine Gelegenheit, die lange auf sich hatte warten lassen und schmerzlich vermißt worden war.

Was ist Bonding?

In den ersten ein bis zwei Stunden nach der Geburt ist ein gesundes Baby ruhig und friedlich. Jetzt hat es zum ersten Mal die Möglichkeit, seiner Mutter ins Gesicht zu schauen, sich mit ihrer Stimme und ihrem Geruch vertraut zu machen, sich an ihre Berührung zu gewöhnen, ihre Brust zu suchen, sich sattzutrinken und an sie gekuschelt zu schlafen. Während dieser Zeit beginnt das Baby, eine Beziehung zu seiner Mutter herzustellen. Mit der Wiederholung dieser Erfahrungen festigt sich diese Beziehung.

Zum Bonding gehört auch ein bestimmtes Verhaltensmuster der Mütter, wenn sie ihr Neugeborenes als ihr Kind annehmen. Den Anfang macht ein charakteristisches Muster von Berührungen. Eine Mutter, die ihr Baby zum ersten Mal vor sich hat, wird erst einmal mit den Fingerspitzen seine Wangen und Finger erforschen. Nach etwa fünf bis zehn Minuten wird sie es mit der flachen Hand streicheln und irgendwann liebevoll in ihre Arme schließen.

Sie wird mit ihrem Baby zu sprechen beginnen, dabei von der dritten Person zur zweiten überwechseln und ihr Kind beim Namen nennen: »Schau dir mal dieses Fröschlein an. Mensch, ist das ein süßes Baby! Bist du nicht schön, Zachary?« Sie wird ihr Bedürfnis zum Ausdruck bringen, daß ihr Baby Blickkontakt mit ihr herstellt. »Magst du mich nicht anschauen, Zachary?«, wird sie fragen. »Hier bin ich! Ich bin deine Mami.«

Als nächstes wird die Mutter ihr Kind überall genauer betrachten, die Zehen zählen und sich vergewissern, daß alle Körperteile funktionieren. Sie wird sich selbst davon überzeugen, welches Geschlecht ihr Baby hat. Nach der körperlichen Bestandsaufnahme wird sie anfangen, Vergleiche und Verbindungen zu ziehen: »Die Nase hat er von meinem Bruder, die Augen von Tante Sally. Und schau mal die Finger an! Die sind genau wie deine!« Diese Vergleiche sind für die Mutter eine entscheidende Hilfe, damit sie ihr Kind als das ihre annehmen kann. Sie weiß dann, daß es ihr Baby ist; sie hat das richtige Kind.

Dann wird sie die Schwester oder andere über die Eigenheiten ihres Neugeborenen befragen. Sie wird nach Muttermalen fragen, oder warum die Ohren so weich sind. Dieses Stadium ist wichtig, weil die Mutter die Rolle der Fürsprecherin für ihr Kind übernehmen wird.

Wenn die Mutter schließlich von »meinem Baby« oder »meinem Sohn« spricht, wird klar, daß das Bonding begonnen hat. Väter durchlaufen dieselben Phasen, wenn sie ihre Babys besuchen und im Arm halten.

Eine Frühgeburt verändert den Bonding-Prozeß

Wenn ein Baby zu früh zur Welt kommt, muß das Bonding oft aufgeschoben werden. Falls das passiert, machen sich viele Eltern Sorgen, daß sie die Gelegenheit verpaßt haben, eine Beziehung zu ihrem Kind aufzubauen. Sharon, die früher aus der Klinik entlassen wurde als ihr Baby, kam mit diesen Sorgen auf mich zu. Sie war außer sich, was sich gut nachvollziehen läßt. »Ich will Emily einfach mit mir nach Hause nehmen und mit ihr und meinem Mann im Bett kuscheln«, schluchzte sie. »Ich habe sie seit der Geburt vor drei Tagen noch kein einziges Mal sehen können. Ich habe gelesen, daß für das Bonding die ersten Stunden nach der Geburt so wichtig sind. Dr. Ludington-Hoe, wird diese Trennung ein Trauma bei meinem Baby hinterlassen?«

Sharons Gefühle waren ganz normal und hatten ihre Ursache in den Ereignissen, die einer Frühgeburt unmittelbar folgen. Das übliche Verhaltensmuster wird zwangsweise durchbrochen. Ihr Baby wird Ihnen weggenommen, sobald die Nabelschnur durchtrennt ist, und Sie haben keine Möglichkeit, es zu berühren oder zu umarmen. Doch im Moment der Geburt ist es genau das, wonach es Sie am meisten drängt! Ihr Körper schreit förmlich: »Laßt mich mein Kind in die Arme nehmen!«

In dieser kritischen Situation wird Ihr Frühchen sofort nach der Geburt den Ärzten und Schwestern übergeben. Sie säubern ihm das Gesicht, hören die Herztöne ab, blasen ihm Sauerstoff in die Nase, um die Lungen aufzublähen, und schieben ihm, falls nötig, Schläuche für die Beatmungsmaschine den Hals hinunter. Während dieser ersten Hilfsmaßnahmen ruft Ihnen vielleicht jemand aus dem Team zu: »Sie haben ein Mädchen«. Aber vielleicht werden Sie nur einen kurzen Blick auf Ihr Kind werfen können, während es rasch auf die Intensivstation gebracht wird.

Natürlich macht Ihnen das große Angst. Sie durften Ihr Baby nicht sehen oder im Arm halten. Hätten Sie sich nur zwei Minuten Gemeinsamkeit mit ihm verschaffen können, hätten Sie endlich ein Bild von dem Kind, das Sie sich so viele Monate lang nur vorgestellt haben. Sie hätten sich vielleicht vergewissern können, daß seine Augen offen waren, oder daß es die erforderliche Anzahl an Fingern und Zehen besitzt. Doch wie die Dinge liegen, konnten Sie es leider nicht einmal schreien hören. Die Schläuche in seinem Hals haben das verhindert.

Wahrscheinlich sind Sie auch über den Zustand Ihres Babys äußerst beunruhigt. Sie machen sich Sorgen, ob es am Leben bleiben wird. Aufgrund Ihrer Ängste wird Ihr Denken nicht mehr von dem Thema »Das ist mein Baby« beherrscht, sondern von der Frage »Wird mein Kind leben?« Bonding, so wichtig es ist, gerät erst einmal ins Hintertreffen.

Frisch entbunden können Sie außerdem nicht einfach Ihrem Neugeborenen auf die Intensivstation folgen. Ob Sie eine normale Geburt oder einen Kaiserschnitt hatten, stets wird Ihre Hebamme oder Ihr Arzt die Nachgeburt überwachen und einen Dammschnitt oder -riß nähen müssen. Und wenn Sie den Vater Ihres Babys in die Intensivstation schicken, damit er nachsieht, wie es dem Kind geht, fühlen Sie sich vielleicht noch elender, weil Sie ganz allein mit Ihren Ängsten bleiben und dazu noch mit den handfesten psychischen und physischen Nachwirkungen der Wehen und der Geburt fertig werden müssen.

Bonding in der Intensivstation

Auch wenn Sie Ihr Kind nicht sofort halten und streicheln können, heißt das noch lange nicht, daß das Bonding ausbleiben wird. Wahrscheinlich entsteht die Gefühlsbindung zu Ihrem Baby schon vor der Geburt. Auch die physischen Aspekte des Bondings werden vollzogen werden, nur etwas später. Beim Bonding geht es nicht um »Alles oder Nichts«, hier gilt nicht das Motto: »Entweder in den ersten beiden Stunden, oder alles ist verloren.« Selbst wenn der physische Bonding-Prozeß erst drei Tage oder zwei Wochen nach der Geburt Ihres Kindes einsetzt, werden Sie ihn auf jeden Fall durchlaufen, wenn auch vielleicht etwas abgekürzt.

Wie es eine Känguruh-Mutter ausdrückte: »Das ganze Gerede vom

Bonding in den ersten beiden Lebensstunden ist völliger Quatsch! Ich könnte meinen kleinen Sohn gar nicht lieber haben, als ich es jetzt tue. Wahrscheinlich sind meine Beschützergefühle sogar ausgeprägter, weil er ein Frühchen ist.«

Vielleicht erscheint der Bonding-Prozeß erst nicht so befriedigend, weil die Medizintechnik womöglich verhindert, daß Sie Ihr Baby halten oder vollständig sehen können. Viele Eltern sind von den vielen Schläuchen und Drähten schockiert, mit denen ihr Kind verkabelt ist; sie können es darunter nicht einmal richtig erkennen. Ich habe jedoch festgestellt, wenn die Eltern erst einmal lernen, was jeder Schlauch und Draht zu bedeuten hat, sind sie besser in der Lage, diese Dinge zu ignorieren und sich auf ihr Kind zu konzentrieren.

Bereiten Sie sich auf Ihren ersten Besuch bei Ihrem Frühchen in der Intensivstation innerlich vor. Sie können sich zum Beispiel sagen: »Ich weiß, ich werde diese ganzen Apparate überwältigend finden. Für diesen ersten Besuch nehme ich mir nur vor, das Gesicht meines Babys zu sehen. Wahrscheinlich werde ich seine Augen nicht sehen, weil sie geschlossen sind. Aber ich werde mir seine hübschen, feinen Lippen anschauen. Sie sind so klein und zart – fast wie bei einer Porzellanfigur. Winzig, aber vollkommen.«

Es hilft auch, wenn Sie wissen, daß Ihr Kind nicht der Inbegriff einer Babyschönheit sein kann. Eine Mutter erklärte, ihr Baby sehe aus wie ein »gerupftes Hühnchen«. Die Haut eines Frühgeborenen kann faltig oder fleckig sein, seine Ohren ungewöhnlich groß und geädert, das Köpfchen kahl. Aber lassen Sie ihm Zeit! In ein paar Monaten wird es sich appetitlich runden; den Babyspeck, den das Ungeborene in den letzten vier Schwangerschaftswochen ansetzt, wird auch Ihr Frühchen langsam, aber stetig zulegen, während es heranreift.

Bonding bei der Känguruh-Methode

Die Gelegenheit, den Körper Ihres Babys mit Fingerspitzen und Handflächen zu erkunden, es in die Arme zu schließen, es von oben bis unten zu untersuchen, mit ihm vertraut zu werden, es als Ihr eigenes Kind anzunehmen und für es einzutreten – das alles kann erst mit dem Körperkontakt entstehen.

Ich glaube, daß sich eine Beziehung schwer festigen läßt, bevor Eltern und Baby die Möglichkeit hatten, einander zu berühren. Sogar Windeln können hier stören. Je früher Sie Ihr Kind bei der Känguruh-Methode halten können, desto früher werden Sie diese überströmende, liebende Zärtlichkeit spüren, die mit dem Bonding kommt, und desto früher werden Sie beruhigt feststellen können, daß zwischen Ihnen beiden eine liebevolle Beziehung besteht.

Während Sie Ihr Baby im Arm halten, können Sie es berühren und anschauen. Ich habe beobachtet, wie in den Müttern in diesem Moment eine sichtliche Veränderung vorgeht. Gesicht und Körper entspannen sich. Sie lächeln. Erst schauen sie vielleicht noch im Zimmer herum, aber bald widmen sie ihre Aufmerksamkeit ganz ihrem Kind. Auch Sie werden wahrscheinlich herausfinden, daß die Känguruh-Methode Sie von manchen Ängsten befreit. Wie diese Mutter: »Ich brauche unbedingt dieses Erlebnis, mein Baby an mich geschmiegt zu halten. Es beruhigt mich und hilft mir, mit den ganzen Prozeduren auf der Intensivstation besser fertig zu werden.«

Wie die Känguruh-Methode Ängste nimmt

Forscher haben herausgefunden, daß vier Faktoren den Eltern, deren Baby auf der Intensivstation liegt, stark zu schaffen machen.
1. *Anblick und Geräusche der Intensivmedizin.* Eltern und Babys sind einem konstanten Geräuschpegel und ständiger Betriebsamkeit ausgesetzt. Piepsignale, weinende Kinder, herumhetzendes techni-

sches Personal und andere bedrückte Eltern erzeugen emotionalen Streß.

2. *Verhalten und Kommunikationsbereitschaft des Personals.* Vielleicht machen Sie die Erfahrung, daß Schwestern und Ärzte keine Zeit haben, Ihnen ihr Vorgehen in gewünschter Gründlichkeit zu erklären. Sie handeln die Maßnahmen zu kurz ab oder benutzen Fachausdrücke, die Sie nicht verstehen. Besonders beunruhigend kann es sein, wenn Sie scheinbar widersprüchliche Informationen über Ihr Kind erhalten (beispielsweise erzählt Ihnen eine Schwester, daß es Ihrem Baby gut gehe, während eine andere sagt, sie hätte die Sauerstoffzufuhr um fünf Prozent erhöhen müssen).

Wenn Sie ein ungutes Gefühl haben, zögern Sie nicht, die Schwestern um fünf Minuten zu bitten, in denen sie die Informationen der letzten Tage noch einmal mit Ihnen durchgehen sollen. Vielleicht müssen sie bestimmte Dinge zwei-, dreimal wiederholen (und anders erklären, vielleicht auch durch Skizzen veranschaulichen), bis Sie alles begriffen haben. Schwestern verstehen es ausgezeichnet, Eltern über medizinische Dinge aufzuklären – das gehört zu ihrem Alltag.

3. *Verhalten und Aussehen Ihres Babys.* Die Geräte, an die Ihr Kind angeschlossen ist, können einschüchternd wirken, umso mehr, wenn die Haut Ihres Babys einen ungewöhnlichen Farbton hat (fahl oder gelblich), wenn es unregelmäßig atmet, sehr klein ist, Falten und Runzeln hat, unruhig zuckt oder schlaff daliegt. Wenn Ihr Kind aussieht, als ob es traurig wäre, Angst hätte, oder wenn es weint, kann das Ihren Kummer noch verstärken.

4. *Die fehlende Beziehung zu Ihrem Baby.* Daß Sie körperlich von Ihrem Baby getrennt sind, es nicht stillen oder halten können, wenn Sie es möchten, daß Sie keine ungestörte Zweisamkeit mit ihm genießen können und nicht die Macht haben, es vor Schmerzen und schmerzhaften Eingriffen zu beschützen, kann ebenfalls sehr belastend sein. Viele Frühchen-Eltern leiden unter der Hilflosigkeit, sich nicht für ihr Kind einsetzen zu können. All diese Faktoren habe

ich bei Müttern beobachtet und bewertet, bevor sie mit der Känguruh-Methode begannen, dann wieder nach einem dreistündigen Känguruh-Besuch bei ihrem Baby, und schließlich nach 10 bis 15 Stunden Känguruh-Methode, die sich über fünf aufeinanderfolgende Tage verteilten. Erfreulicherweise sind viele Mütter nach ihren Erfahrungen mit dieser Methode weit weniger beunruhigt über Verhalten und Erscheinung ihres Kindes oder über ihre Unfähigkeit, eine Beziehung herzustellen. Und so gibt die Känguruh-Methode einer Mutter nicht nur die Gelegenheit, ihr Baby in den Armen zu halten, damit sie den Bonding-Prozeß durchlaufen kann; auch der Streß und die Ängste treten dabei zurück, die den Prozeß behindern könnten.

Kurz- und langfristige Vorteile für die Eltern

Dr. Dyanne Affonso, Professorin für Familiengesundheitspflege am San Francisco Medical Center der Universität Kalifornien, hat die kurz- und langfristigen Auswirkungen der Känguruh-Methode auf die Eltern untersucht. Sie fand heraus, daß Känguruh-Mütter, deren Baby immer noch in der Klinik lag, voller Zuversicht waren, daß sie ihr Kind stillen und versorgen könnten. Die Nicht-Känguruh-Mütter der Studie brachen das Stillen häufig ab, fühlten sich in der Säuglingsstation unwohl und hatten es gar nicht eilig damit, ihr Baby mit nach Hause zu nehmen.

Als Dr. Affonso dieselben Frauen zwei Jahre nach der Geburt noch einmal befragte, stellte sie ein ähnliches Verhaltensmuster fest. Für die Känguruh-Mütter war die Erfahrung der Frühgeburt »abgehakt«. Sie erzählten von der Zukunft ihres Kindes und wie gut es sich entwickle. Oft brachten sie das Gefühl zum Ausdruck, sie hätten das Beste getan, was sie tun konnten.

Die anderen Mütter hatten ihre Probleme mit der Frühgeburt noch nicht verarbeitet. Immer noch fragten sie sich: »Warum ausgerechnet ich? Warum ausgerechnet dieses Kind? Was hätte ich besser machen können?« Und sie schlugen sich immer noch mit ihrer Trauer und ihren Schuldgefühlen herum; sie hatten sich mit der Frühgeburt noch nicht abgefunden.

Meine eigenen Beobachtungen bestätigen Dr. Affonsos Studie. Die Eltern in meiner Studie, die die Gelegenheit hatten, Erfahrungen mit der Känguruh-Methode zu machen, reagieren ähnlich positiv auf ihre Kinder. Außerdem:

- Sie empfinden Nähe zu ihrem Baby.
- Sie äußern sich zuversichtlich über ihre Fähigkeit, den Gesundheitszustand ihres Kindes überwachen zu können.
- Sie finden, es sei »höchste Zeit« gewesen, daß man ihnen diese Form des Kontakts erlaubt hatte.
- Sie entwickeln Vertrauen, daß ihr Baby in guter Obhut ist und daß es am Leben bleiben wird.
- Sie haben das Gefühl, die Dinge unter Kontrolle zu haben.

Eine Mutter, die sich Sorgen gemacht hatte, ob sie wohl ihr Kind zu Hause richtig versorgen könne, erklärte nach ihren Erfahrungen mit der Känguruh-Methode: »Mein Baby ist mir jetzt viel vertrauter. Ich verstehe ein bißchen besser, was es bedeutet, wenn es weint. Ich kann es auf den Arm nehmen, ohne Angst haben zu müssen, daß ich es fallenlasse oder ihm wehtue. Auch kann ich es ohne Probleme selbst zum Stillen an die Brust legen. Ich freue mich jetzt sogar noch mehr darauf, es mit nach Hause zu nehmen.«

Die Känguruh-Methode kann bei Müttern wie bei Babys den Streß verringern. Wie eine andere Mutter nach ihrer Sitzung sagte: »Bei der Känguruh-Methode fühlte ich mich ganz ruhig und entspannt. Es war für mich so tröstlich, Evelyn auf meiner Brust zu spüren – ein ganz natürliches Gefühl. Abgesehen von der Wirkung auf sie war es auch für mich sehr heilsam! Der Hautkontakt war wie der Himmel auf Erden. All meine Ängste und Befürchtungen wogen sofort weniger schwer. Und ich bin sicher, daß jede Mutter, die diese Methode praktiziert, damit reich beschenkt wird.« Die Känguruh-Methode gibt innere Kraft. Wenn eine Mutter diese Form der liebevollen Berührung erfährt, weiß sie, daß sie etwas Besonderes für ihr Baby tut, was niemand an ihrer Stelle tun kann. Sie spürt, daß ihr Kind sie erkennt. Sie sieht, daß es entspannt ist und tief schläft. Die Känguruh-Methode kann den positiven Abschluß einer schwierigen, traumatischen Erfahrung bilden.

Eine andere Mutter erklärte: »Es war so schön, ihn halten zu dürfen und zu wissen, wie gut es ihm gefällt, von seiner Mami gehalten zu werden. Einfach schon seine Haare riechen zu können – das war toll!« – Die Känguruh-Methode macht Babys und Eltern gesund.

3
Die Geburt
der Känguruh-Methode

Höchst unwahrscheinlich, daß in einer Gesellschaft wie der unseren, wo die Apparatemedizin den Ton angibt, Ärzte und Schwestern ein Frühgeborenes freiwillig aus der sorgsam überwachten und maschinell erzeugten Wärme des Inkubators herausholen und auf die Brust seiner Mutter legen würden! So liegt denn der Ursprung der Känguruh-Methode auch nicht im hochtechnisierten Norden, sondern im kolumbianischen Bogota, wo 1983 zwei *Neonatologen*, Dr. Edgar Rey und Dr. Hector Martínez, über eine sensationelle Behandlungsform von Frühgeborenen berichteten.

Die Frühgeborenen-Sterblichkeitsrate betrug in Kolumbien 70 Prozent (zum Vergleich: Die Sterblichkeitsrate für sehr leichtgewichtige, unter drei Pfund schwere Babys lag in den USA damals bei 39 Prozent, bei Babys zwischen drei und fünf Pfund lediglich bei drei Prozent; allgemeiner Vergleich: Bis Mitte der 70er Jahre hat kaum ein Kind überlebt, das vor der 28. Woche geboren wurde, Anm.d.Red.). Kolumbianische Frühchen starben an Infektionen und Atemversagen. Auch heute noch gibt es in den öffentlichen Krankenhäusern Kolumbiens wenig funktionierende Inkubatoren, keine sterile Milchnahrung und kaum Heizgeräte. Elektrizität ist knapp und unzuverlässig. Die Geräte, falls überhaupt vorhanden, sind überaltert oder defekt. Falls ein Inkubator tatsächlich funktioniert, müssen ihn sich mehrere Frühgeborene teilen, was das Infektionsrisiko dramatisch erhöht.

Dem kolumbianischen Gesundheitsministerium zufolge zögerten

Mütter von Frühgeborenen oft, eine Beziehung zu ihrem Baby aufzubauen, weil sie glaubten, ihr Kind würde unter diesen harten Bedingungen ohnehin nicht überleben. Manche Frühchen starben aus Mangel an Zuwendung und stellten ihr Wachstum ein. Andere wurden einfach aufgegeben.

Die Klinik, in der Rey und Martínez praktizierten, hatte keine Heizung. Die Stadt liegt auf einer Hochebene in den Anden. Das Klima ist relativ kalt, die Durchschnittstemperatur liegt um zehn Grad Celsius.

Rey und Martínez war klar, daß die medizinischen Voraussetzungen zur Rettung von Frühgeborenen alles andere als optimal waren. Da sie wenig Hoffnung hatten, die Situation könnte sich schnell ändern, beschlossen sie, die Babys ihren Müttern zum Halten zu geben, so daß sie Hautkontakt bekämen. Vielleicht, spekulierten die Neonatologen, könnten die Frauen selbst mehr ausrichten als die Mediziner mit ihrer kümmerlichen Ausrüstung. Die Kinder hätten raschen und einfachen Zugang zur Mutterbrust, wann immer sie danach verlangten. Das würde die Gewichtszunahme begünstigen und einen Immunschutz gegen die Infektionen schaffen, für die Frühgeborene so anfällig sind. Die Babys würden auch warm gehalten. Rey und Martínez waren der Ansicht, sie hätten nichts zu verlieren, aber alles zu gewinnen.

Diese Neonatologen wiesen die Mütter der Frühgeborenen ihrer Abteilung an, ihre Babys 24 Stunden am Tag bei sich zu tragen. Die Frauen sollten mit ihrem Kind schlafen und es überallhin mitnehmen. Sie trugen ihre Babys unter der Bluse, im Mieder oder in geknoteten Tüchern, die eine Art Bauchtasche bildeten – daher die Bezeichnung »Känguruh-Methode«.

Das Experiment war ein voller Erfolg. Rey und Martínez registrierten bei diesen Frühgeborenen einen jähen Abfall der Sterblichkeitsrate von 70 auf 30 Prozent. Wichtig war auch, daß die Känguruh-Methode die Wahrscheinlichkeit verringerte, daß die Mütter ihre Frühchen einfach aufgaben. Die Babys legten Gewicht zu und überlebten, und die Mütter nahmen im Bonding-Prozeß eine Beziehung zu ihren Kindern auf.

Als diese beiden Ärzte ihre Ergebnisse auf einer internationalen Konferenz vorstellten, dem Ersten Lehrgang Fötaler und Neonataler Medizin am Instituto Maternal-Infantil in Bogota, weckten sie weltweites Interesse, und die Weltgesundheitsorganisation sowie der Kinderhilfsfond (UNICEF) stiegen in die Forschungen ein. Die Schweden, Holländer und Briten führten die Känguruh-Methode rasch in ihren Neugeborenenstationen ein und begannen, die Auswirkungen wissenschaftlich nachzuprüfen. Zwischen 1983 und 1986 wurde in Europa über dieses Thema geforscht, doch niemand praktizierte oder untersuchte die Känguruh-Methode in den USA.

Wie ich auf die Känguruh-Methode stieß

Von der Känguruh-Methode hörte ich zum ersten Mal bei der alle zwei Jahre stattfindenden Konferenz des Internationalen Kongresses für Säuglingsstudien. Dort zeigte Dr. Gene Cranston Anderson, Professorin für die Schwesternausbildung an der Universität von Florida in Gainesville, ein Video über die Technik, die sie bei einem Besuch bei Rey und Martínez gesehen hatte.

Der Film zeigte eine Kolumbianerin, die ihr damals 38 Wochen altes Frühchen zur täglichen Kontrolluntersuchung in die Klinik brachte. Die junge Frau kam mit dem Baby unter ihren Kleidern ins Krankenhaus; das Köpfchen ragte aus dem Kragen der Bluse. Das Kind wurde gewogen, gemessen und wieder seiner Mutter an die Brust gelegt, wo es vollkommen zufrieden und entspannt wirkte. Ich war von diesem Film wie hypnotisiert, nicht nur, weil er bahnbrechend war, sondern weil diese junge Mutter ständig das Köpfchen ihres Babys streichelte. Es kam mir vor, als wäre die Entspanntheit und Ruhe des Frühgeborenen zumindest teilweise ein Ergebnis dieser wiederholten Liebkosung. Ich war überzeugt, daß die positiven Auswirkungen der Känguruh-Methode wenigstens zum Teil auf das Konto der liebevollen Berührung gingen, die ich beobachtet hatte. An der Wirkung von Berührung war ich besonders interessiert, da ich vor Jahren für meine Dissertation an der Texas Women's University und in meinen anschließenden Forschungen an der Baylor University untersucht hatte, wie rhythmisches, wiederholtes Streicheln die Gewichtszunahme von Säuglingen kurz nach der Geburt unterstützt.

Während ich mir Dr. Andersons Video über die Känguruh-Methode ansah, wanderten meine Gedanken zu den Babys zurück, die damals meine Testpersonen gewesen waren. Das kolumbianische Frühchen zeigte dieselbe tiefe Entspanntheit, die ich bei meinen Streichelstudien festgestellt hatte. Dr. Anderson erklärte, daß Känguruh-Babys auf ihre Umgebung friedlich und streßfrei reagierten. Sie nahmen auch besser zu als jene, die diese Methode nicht kannten. Da stellte ich die Hypothese auf, daß das Streicheln eine Rolle spielte.

1987 hatte ich die Chance, die Känguruh-Methode selbst mitzuerleben. Aufgrund meiner Forschungen und Veröffentlichungen über frühkindliche Entwicklung und Förderung kam das kolumbianische Gesundheitsministerium mit dem Angebot auf mich zu, als Beraterin tätig zu werden. Themenstellung: Wie läßt sich die Vernachlässigung Frühgeborener bekämpfen und das Bonding für alle Babys verstärken?

Diese Einladung kam gleichzeitig mit einer Anfrage der EMES-FAO, der Kolumbianischen Gesellschaft für Psychoprophylaxe in der Geburtshilfe und Gynäkologie. Diese Gruppe von Ärzten und Schwestern bat mich, nach Bogota zu kommen, um neue Methoden der fötalen Stimulation vorzustellen. Die Mediziner wollten wissen, was Mütter in der Schwangerschaft tun könnten, um das mütterliche Bonding zu verstärken.

Ich sagte beiden Institutionen begeistert zu, falls auch ich als Gegenleistung etwas lernen könnte: alles über die Känguruh-Methode. Dr. Anderson holte bereitwillig die Erlaubnis ein, die Känguruh-

Methode am Instituto Maternal-Infantil studieren zu dürfen, der Klinik, an die die meisten Risikobabys überwiesen wurden.

Leider konnten wir die von Dr. Anderson geplante Studie nicht vollenden, weil die Klinik in den Wochen meines Besuchs aus Geldmangel keine neuen Patienten mehr aufnehmen konnte. Allerdings bekamen wir Mütter zu sehen, die die Känguruh-Methode bei Babys praktizierten, bei denen die Entlassung aus der Intensivstation kurz bevorstand, und andere, die bereits nach Hause entlassen waren und regelmäßig zu Untersuchungen in die Nachsorge-Klinik La Casita kamen (die, angeregt von den Studien von Rey und Martínez, von der Weltgesundheitsorganisation eingerichtet worden war).

Am Instituto Maternal-Infantil wurden die Mütter in den speziellen Stillraum neben der Säuglingsstation gebeten, wo die Ärzte ihnen ihr Baby auf die Brust legten. Dort saßen die Mütter mehrere Stunden lang und warteten, daß ihr Kind den Milchgeruch wahrnahm, sich auf die Brust zubewegte, die Warze suchte und zu nuckeln begann. Falls die Frühgeborenen in der Lage waren, Saugen, Schlucken und Atmen zu koordinieren, erlaubten die Schwestern den Müttern, mit ihrem Baby nach Hause zu gehen und dort die Känguruh-Methode weiterzuführen, mit der Anweisung, gleich am nächsten Tag wiederzukommen, damit das Gewicht kontrolliert und nach Anzeichen einer Infektion geforscht werden konnte. Wenn ein Kind dann nicht zugenommen hatte, flößten ihm die Schwestern die abgepumpte Brustmilch seiner Mutter durch einen dünnen Schlauch ein, der durch die Kehle in den Magen führte, während die Mutter ihren Säugling auf der Brust liegen hatte. Die Mütter konnten täglich zur kostenlosen Kontrolluntersuchung kommen (die Kosten wurden von der Weltgesundheitsorganisation übernommen). Als die Babys schließlich kräftiger wurden, kamen sie jeden zweiten Tag, dann einmal die Woche, zweimal im Monat und so weiter, bis die Kinder mindestens ein Jahr alt waren.

Seltsamerweise hatte ich bei meinem dreiwöchigen Aufenthalt in

Bogota kein Streicheln beobachtet. Keine einzige Mutter, die am Känguruh-Projekt teilnahm, streichelte ihr Baby wie die Frau im Videofilm, dennoch waren die Frühgeborenen eindeutig auch ohne Streicheln zufrieden und entspannt. Nicht nur das, sie nahmen gut zu und blieben gesund. Das alles waren Hinweise für mich, daß ich mich mit dem Phänomen näher beschäftigen sollte. Es schien klar für mich, daß die Känguruh-Methode eine andersartige Form von Berührung war – nicht das rhythmische, immer wiederkehrende Streicheln, das ich zuvor untersucht hatte, sondern eine ununterbrochene, umfassende Form der Berührung, vielleicht dem sehr ähnlich, was das Baby im Mutterleib gespürt haben mochte.

Da ich in Kolumbien keine Forschungsdaten erhalten konnte, suchte ich in den USA nach Kliniken, an denen ich die Känguruh-Methode testen konnte. Das war keine leichte Aufgabe. Die Vorstellung, daß Eltern ihre Frühgeborenen aus dem Inkubator herausnähmen und sie auf ihre Brust legten, war vielen der Wissenschaftler in den Ausschüssen fremd, die experimentelle Studien an Menschen genehmigen mußten.

Nachdem ich von acht Kliniken Absagen erhalten hatte, fand ich schließlich am Hollywood Presbyterian Medical Center in Los Angeles einen Neonatologen, der so überzeugt von der Wichtigkeit menschlichen Kontakts für die Gesundheit war – auch auf der Frühgeborenenstation –, daß er sich für die Genehmigung meiner geplanten Studie einsetzte. Ich stellte mich gemeinsam mit Dr. Anthony Hadeed einem weiteren Ausschuß vor, und 1988 wurde uns ein Test der Känguruh-Methode an Babys finanziert, die in Kürze von der Intensivstation nach Hause entlassen würden.

Und so begann ich 1988, die Känguruh-Methode in den USA zu erforschen. Ausgangspunkt war Kalifornien, dann wanderten meine Studien die Westküste entlang, bevor sie 1991 auch im Ausland durchgeführt wurden.

Eines meiner ersten und vielleicht faszinierendsten Ergebnisse war, daß Mütter unbewußt die Hauttemperatur ihrer Frühchen durch eine

Veränderung ihrer eigenen Körpertemperatur regeln. Als wir die Hauttemperatur der mütterlichen Brust überwachten, entdeckten wir, daß sie stieg, wenn das Frühchen auszukühlen begann, und sank, wenn dem Baby warm wurde.

Nachdem wir dieses Phänomen an zwölf Mutter-Kind-Paaren beobachtet hatten, kam mir zusammen mit meinen Assistentinnen Carol Thompson und Joan Swinth die Idee, ob eine Frau ihre Körpertemperatur wohl schneller regeln könnte, wenn man ihr sagen würde, daß ihr Baby zu frieren beginnt. Wir beschlossen, daß uns die Frage einen Versuch wert sein sollte. Carol stellte sich hinter eine Mutter und sagte zu ihr: »Sieht so aus, als ob Ihr Baby ein bißchen zu frieren anfängt.« Zwei Minuten später schoß die Brusttemperatur der Mutter zwei volle Grad in die Höhe. Das erwärmte auch die Haut des Frühgeborenen.

Sobald die Hauttemperatur des Kindes die Obergrenze erreichte, sagte ich der Mutter: »Jetzt ist Ihr Kleines wieder warm genug.« Und tatsächlich – in den nächsten beiden Minuten sank die Brusttemperatur um ein bis zwei Grad, um bei dem Baby eine gleichbleibende, normale Temperatur zu halten. Diesen unbewußten Regelmechanismus nennen wir »thermale Synchronie zwischen Mutter und Neugeborenem«. Diese Entdeckung einer Art biologischer Koordination zwischen Mutter und Kind steht in Einklang mit dem Befund anderer Forscher, nämlich, daß sich Babys im Takt zu den Worten ihrer Mütter bewegen.

Unsere Forschungen enthüllten noch viele andere faszinierende Aspekte, und ich werde Sie im Lauf dieses Buches damit bekannt machen. Doch zuerst wollen wir uns ansehen, was sofort nach der Geburt und in der Intensivstation auf Ihr Frühgeborenes zukommt.

4

Der Alltag in der Neugeborenen-Intensivstation

Die erstaunliche Wirkung der Känguruh-Methode läßt sich besser begreifen, wenn man die normale Routine kennenlernt, die ein Frühgeborenes auf der Intensivstation erlebt. Das folgende Szenario vermittelt die hochtechnisierte, etwas unpersönliche Klinikversorgung eines Frühgeborenen ab der Geburt. Es beschreibt die Phasen, die Ihr Frühchen möglicherweise durchläuft. Dieses Kapitel wird Ihnen außerdem den Fachjargon und die ganzen Apparaturen in der Intensivstation näherbringen.

Wir werden den Fall der kleinen Nancy schildern, weil sie ein repräsentatives Beispiel für den schwierigen Eintritt eines Frühchens in die Welt ist.

Vorzeitige Ankunft

Nancy wurde nach 30 Schwangerschaftswochen geboren – 10 Wochen zu früh. Erst hatten sich ihre Eltern, Allison und Jerry, auf eine »normale« Geburt eingestellt. Sie konnten es kaum erwarten, bis die Geburtsvorbereitung begann, und hofften, sie könnten ihr Baby in einem Geburtszimmer zur Welt kommen lassen, das eine wohnliche Umgebung bot und in dem sie anschließend zusammenbleiben könnten. Wie so viele andere Eltern stellten sie sich vor, daß ihnen ihr Kind nach der Geburt in ihre liebevollen Arme gelegt würde. Sie glaubten, sie würden erschöpft sein, aber das Gefühl der

46

Vollendung, der Ganzheit erleben und ehrfürchtig das Wunder bestaunen können, das sie selbst geschaffen hatten.

Leider sollte alles ganz anders kommen. Die Wehen begannen in der 26. Schwangerschaftswoche und zwangen Allison zum Liegen. Doch trotz Bettruhe, medikamentöser Behandlung und schließlich der Einweisung in die Klinik gingen die Wehen unvermindert weiter. In der 30. Woche hatte sich Allisons Muttermund bereits über vier Zentimeter geöffnet. Um sich selbst und ihrem Baby eine schwere Infektion zu ersparen, entschlossen sich Allison und Jerry, dem Rat ihres Geburtshelfers zu folgen und ihr Kind 10 Wochen zu früh durch Kaiserschnitt zu entbinden (eine Vaginalgeburt wurde als zu riskant verworfen, weil der zarte Schädel des Kindes dabei eingedrückt werden könnte).

Anstatt sich in die heimelige Umgebung eines Entbindungszimmers zu begeben, von der die beiden geträumt hatten, wurde Allison in einen sterilen Operationssaal geschoben. Anstatt ihr Erstgeborenes sofort nach der Geburt in die Arme zu schließen, mußte sie zusehen, wie ihr Baby ihnen sofort, als es aus dem Leib der Mutter auftauchte, entführt wurde – eine gängige Praxis bei allen Frühgeburten.

Das Ärzte-Schwestern-Team arbeitet am Frühgeborenen

Nach der Entbindung reichte der Geburtshelfer Nancy (so der Name des Frühchens) sofort an den Neonatologen weiter (einen Arzt, der sich auf Neugeborene spezialisiert hat), der mit ihr zum Wiederbelebungsbett im selben Raum eilte. Dort arbeitete gleichzeitig noch eine zweite Spezialistin an Nancy: Linda, die Säuglingsschwester, trocknete sie ab, während der Neonatologe Atem und Herztätigkeit unterstützte. Nancy konnte zwar einen Atemzug machen, aber er war recht flach und ihr Schreien ziemlich schwach. Ihre rosa Farbe wich, sie wurde blaß. Ihr wurde Sauerstoff ins Gesicht geblasen, um die Atmung anzuregen.

Nancy schöpfte ein zweites Mal Atem, sog ein bißchen Luft ein und wurde wieder rosiger, doch es gelang ihr nicht, diese Bemühungen durchzuhalten. Bald wurde jeder Atemzug von einem immer stärkeren Grunzen begleitet. Die mühsame Atmung war sogar ohne Stethoskop hörbar, und die Mediziner, die Nancys Brust beobachteten, sahen, wie bei jeder Einatmung das Gewebe um die Rippen und am Hals nach innen gezogen wurde. Nancy blähte ihre Nasenflügel, als ob sie soviel Luft wie möglich in sich aufnehmen wollte. Es war offensichtlich, daß sie mit Atemschwierigkeiten zu kämpfen hatte.

Inzwischen wurde Allisons Schnitt genäht, was 45 Minuten dauerte. Sie war während des Kaiserschnitts bei vollem Bewußtsein gewesen, nur vom Brustbein abwärts anästhesiert, und hatte den Ärzten zugehört, die ihr Baby entbanden. Jerry saß am Kopfende des Operationstisches und beschrieb, was er hinter der Abdeckung sehen konnte. Als die Ärzte mit Nancy zum Wiederbelebungsbett hasteten, folgte Jerry ihnen. Er hielt sich im Hintergrund, beobachtete aber, was vor sich ging, und erstattete Allison ab und zu Bericht. »Jetzt wird sie abgetrocknet«, sagte er. Und dann: »Sie sieht blaß aus. Sie kriegt Sauerstoff.«

Jetzt gab der Anästhesist Allison ein Beruhigungsmittel, damit sie sich entspannte, und schließlich wurde sie in den Aufwachraum gerollt, wo sie zwei Stunden lang bleiben würde. Die Schwestern dort überwachten ihren Puls, ihre Blutwerte und ihre Bewegungsfähigkeit, während die Betäubung nachließ. Als sie ausreichend zu sich gekommen war, wurde sie auf ein Klinikzimmer verlegt, mit Kanülen für Antibiotika, Nährflüssigkeit und patientengesteuerte Schmerzmittel.

Doch Jerry blieb im OP. Was da alles mit seiner Tochter geschah, beunruhigte ihn; er blieb bei dem Wiederbelebungsbett stehen, um über sie zu wachen.

So viele Kabel und Schläuche

Linda, die Säuglingsschwester, führte einen Schlauch durch Nancys Hals in die Lungen ein, um sicherzustellen, daß das Neugeborene genügend Sauerstoff erhielt. Nancy wurde *intubiert*. Der Schlauch war mit einer Maschine verbunden, einem *Beatmungsgerät*, das Sauerstoff in bestimmter Konzentration, Menge und Druck bereitstellte, so daß Nancys Lunge nicht zusammenfiel und mit dem benötigten Sauerstoff versorgt wurde.

Sobald der Schlauch gelegt war und Nancys Atmung relativ stabil wurde, brachte man sie schleunigst in die Neugeborenen-Intensivstation und legte sie auf eine offene, flache Liege mit einem Heizgerät direkt darüber (einem sogenannten *Wärmestrahler*). Jetzt übergab der Neonatologe das Kind der Obhut von Linda und dem Personal der Intensivstation.

Linda klebte eine kleine Metallscheibe auf Nancys Bauch (einen *Thermistorfühler*), der ihre Körpertemperatur an den Wärmestrahler übermittelte. Dieses Gerät reagiert automatisch auf Veränderungen der kindlichen Körpertemperatur. Fällt sie ab, heizt der Strahler stärker, um das Baby warm zu halten. Auf diese Weise konnte Nancy ihren kostbaren Sauerstoff und ihre Kalorien für Entwicklung und Wachstum einsetzen, anstatt zur Aufrechterhaltung der Körperwärme.

Sofort setzte Linda eine Kanüle in Nancys Kopfhaut ein, um Flüssigkeit bereitzustellen, da zu erwarten war, daß Nancy unter dem Wärmestrahler viel Körperflüssigkeit verlieren würde. Auch in die Nabelschnur führte sie einen kleinen Schlauch ein (einen *Katheter für die Nabelarterie*), um es den Schwestern zu ermöglichen, den Blutdruck, den Blutfluß und die Sauerstoffwerte zu messen und Blutproben zu entnehmen, ohne das Baby ständig von neuem pieken zu müssen.

Dann hängte Linda Nancy an den Tropf: In der Ellbogenbeuge schob sie einen Schlauch durch die Armvene bis zum Herzen hinauf (einen *Perkutankatheter*). Durch diesen Katheter würden die Schwestern die Nährlösung *parenteral* einlaufen lassen – also direkt in die Blutbahn, weil das effektiver ist als der Umweg über den Magen.

Jeder Schlauch, jedes Kabel wurde dann mit seiner eigenen Pumpe oder einem Tropf verbunden. Deshalb lag Nancy in einem offenen Bett: So hatten die Schwestern freien Zugang zu sämtlichen Geräten und konnten sie auf Nancys Reaktionen hin regulieren, von Minute zu Minute Veränderungen vornehmen und die Apparate am Laufen halten, ohne mit den engen Öffnungen im geschlossenen Inkubator kämpfen zu müssen.

Als nächstes befestigte Linda Elektroden und Kabel unter beiden Armen und an einem Bein. Diese waren mit einem Monitor verbunden, der Nancys Herz- und Atemtätigkeit anzeigte.

Die Schwestern hatten inzwischen Nancys *Sauerstoffwerte* ständig überwacht – das heißt, wieviel Sauerstoff das Blut transportierte. Wenn jedes Hämoglobinmolekül (der Teil einer Blutzelle, der den Sauerstoff befördert) vier Sauerstoffmoleküle an sich bindet, beträgt der Sauerstoffsättigungsgrad (SO_2) 100 Prozent. Wir versuchen, bei künstlicher Sauerstoffzufuhr den Wert zwischen 92 und 97 zu halten. Nancys Sauerstoffwert war bei der Geburt ziemlich niedrig: Er lag bei 78. Doch während der weiteren Überwachung stieg er auf 94.

Gemessen wird der Sauerstoffsättigungsgrad mit einem winzigen Doppelsensor (einem *Puls-Oximeter*), der an einem Finger oder Zeh, am Ohrläppchen, an der Fußkante oder an der Handfläche angeklippt wird. Ein Sensor sendet einen winzigen Laserstrahl an den anderen, wodurch sich bestimmen läßt, ob die Hämoglobinzellen die richtige Menge von Sauerstoffmolekülen aufnehmen konnten.

Mit jedem Herzschlag erweitern sich die Blutgefäße, durch die das sauerstoffangereicherte Blut fließt. Im Verlauf dieser Pulsation mißt der Sensor den Sauerstoffwert und meldet, wieviel Sauerstoff tatsächlich bis zu den Finger- oder Zehenspitzen des Babys gelangt.

Unter dem Wärmestrahler

Nancy war rundum verkabelt. Jetzt war das Personal in der Lage, ihre Fortschritte zu überwachen und zu entscheiden, wie oft das Beatmungsgerät für sie atmen sollte. Es wurde jede Anstrengung unternommen, die Atmung, den Sauerstoffwert, die Körpertemperatur sowie Blutvolumen und Blutdruck im Normalbereich zu halten und die Flüssigkeit und die Nährstoffe bereitzustellen, die Nancy brauchte, um den Flüssigkeits- und Gewichtsverlust unter dem Wärmestrahler auszugleichen. Außerdem bestellte Linda Medikamente, die Nancys Atmung regulieren sollten (*Theophyllin*) und die Lungenreifung fördern (*Betamethason*).

Im Verlauf der nächsten fünf Tage lief trotzdem nicht alles glatt. Wie so viele Frühgeborene begann Nancy, Anzeichen einer Infektion zu zeigen: Reizbarkeit, Fieber und einen erhöhten Puls (*Tachykardie*). Das Beatmungsgerät mußte anders eingestellt werden, damit Nancy genügend, aber nicht zuviel Sauerstoff bekam. Rund um die Uhr wachte eine Schwester an Nancys Seite, verabreichte ihr intravenös Antibiotika und paßte die Nahrungszufuhr an, da ein krankes Frühchen langsam, aber fortlaufend durch die Perkutansonde ernährt werden muß.

Doch schließlich begann sich Nancys Zustand zu bessern. Nachdem sie die Infektion überstanden hatte, kämpfte sie immer noch mit Atemschwierigkeiten, brauchte aber nicht mehr soviel Sauerstoff wie anfangs, auch nicht mehr soviel Sauerstoff-Druck. Die Schwestern stellten das Beatmungsgerät jetzt auf CPAP ein (*Continuous Positive Airway Pressure*, kontinuierlicher positiver Atemwegsdruck). Anstatt für das Baby vollständige Atemzüge durchzuführen, sorgte die Maschine jetzt nur noch für einen leichten, beständigen Überdruck, um die Luftwege offen zu halten. Auch die Dosis der Antibiotika wurde reduziert, bis Nancy ganz ohne sie auskam.

Bald wurde festgestellt, daß Nancy Anstrengungen machte, spontan zu atmen. Ab diesem Moment unterstützte das Beatmungsgerät sie nicht mehr bei jedem Atemzug, sondern nur noch bei vier von fünfen. Da Nancy von Tag zu Tag kräftiger wurde, konnte man diese Hilfe noch weiter reduzieren. Doch gelegentlich vergaß Nancy zu atmen (diese Atemausfälle bezeichnet man als *Apnoe*). Dann berührte die Schwester sie am Körper oder rief sie bei ihrem Namen, um durch diese Stimulation das Atemmuster wieder in Gang zu bringen.

Gleichzeitig begann Nancy, ihren Mund gezielt zu öffnen und zu schließen, ohne jedoch zu saugen. Anstatt abzunehmen wie am Anfang, legte sie jetzt Gewicht zu. Die Schwestern drosselten langsam die *intravenös* zugeführte Nahrungsmenge und ergänzten die Nährlösung durch Muttermilch, die Allison abgepumpt und für ihr Baby bereitgestellt hatte. Die Schwestern steckten Nancy einen Spezialsauger mit einem Schlauch in den Mund, der bis in ihren Hals hinunterführte. Bei einer der täglichen Mahlzeiten konnten die Schwestern Nancy die Milch ihrer Mutter direkt in den Magen einflößen. (Bei dieser künstlichen *Sondenernährung* kann Muttermilch oder adaptierte Milchnahrung verwendet werden.) Der Sauger sollte Nancy helfen, eine Verbindung zwischen Saugen und dem wohligen Gefühl des Sattseins herzustellen.

Drei Stunden nach der ersten »Mahlzeit« maßen die Schwestern die Restmenge Milch, die in Nancys Magen übriggeblieben war; dazu führten sie wieder einen Schlauch ein, der diesmal mit einer Spritze verbunden war. Mit der Spritze saugten sie die Restmilch ab und konnten feststellen, wieviel Milch Nancy verdaut hatte. Übersteigt die Restmenge fünf Milliliter, so heißt das, daß das Frühgeborene noch nicht so gut verdauen kann wie gewünscht und die Milchmenge bei der nächsten Mahlzeit reduziert werden muß. Dieselbe Information läßt sich auch auf andere Weise erhalten: Die Schwester mißt den Bauchumfang des Babys. Vergrößert er sich, bedeutet das, daß der Bauch durch unverdaute Nahrung gebläht wird und das Kind daher noch zu unreif ist, größere Milchmengen zu verdauen.

Zum Glück war Nancy bereit für die Milch. Mit der Zeit konnte sie eine ausreichende Kalorienmenge über die Magensonde aufnehmen. Die Schwestern konnten die Perkutansonde entfernen, und Nancy stieg zum Status eines sondenernährten Babys auf. Wir legten Nancy sogar immer, wenn Allison abkömmlich war, an die Brust ihrer Mutter, auch mit dem Schlauch im Hals, damit Mutter und Kind sich an das Stillen gewöhnen konnten (siehe Kapitel 11, »Stillen bei der Känguruh-Methode«).

Im *Konzeptionsalter* von 33 Wochen (Alter ab Empfängnistermin) zeigte Nancy die ersten kräftigen Saugbewegungen. Das nächste Mal, als Allison sie besuchen kam, wurde Nancy von den Schwestern gewogen und ohne Magensonde an die Brust ihrer Mutter gelegt. Nach dem Stillen wurde Nancy ein zweites Mal gewogen. Da sie nicht genug Milch hatte trinken können, baten die Schwestern Allison, noch etwas frische Brustmilch in ein Fläschchen mit einem besonderen *Frühchensauger* abzudrücken. Dieser Sauger ist der Mutterbrust sehr ähnlich. Er verhindert, daß zuviel Milch in den Mund fließt, denn nur so kann das Baby lernen, Saugen und Schlucken richtig zu koordinieren, um nicht möglicherweise einen Erstickungsanfall zu erleiden. Außerdem hilft der Sauger dem Frühgeborenen, die 50 Muskelstränge um den Mund zu kräftigen, die zum Saugen benötigt werden.

Die Schwestern wechselten nun zwischen Sondenernährung und Fläschchenmahlzeiten. Wie Sie sich denken können, wurde die über die Sonde zugeführte Nahrungsmenge allmählich reduziert, bis Nancy nur noch aus dem Fläschchen trank. Und da sie ihre Nahrung nun ausschließlich durch Saugen zu sich nahm, war sie zum echten »Säugling« herangereift.

Umzug in den Brutkasten

Der Übergang von der Sondenernährung zur Fläschchennahrung findet meist statt, wenn das Baby schon im Brustkasten liegt. Zur großen Freude des Personals und der Eltern baute die kleine Nancy mächtig auf; sie aß mehr und nahm zu.

Die Schwestern verlegten Nancy in einen Inkubator, als sie in der Lage war, spontan zu atmen. Ihre Lunge entfaltete sich genügend, um Sauerstoff aufzunehmen, und leerte sich, ohne zusammenzufallen. Bei diesem positiven Befund und einem guten Sauerstoffwert nahmen die Schwestern Nancy vom Beatmungsgerät und schoben ihr zwei kleine, Sauerstoff abgebende Hohlnadeln (*doppelläufiger Nasentubus*) in die Nase, so daß ihr eine höhere Sauerstoffkonzentration zur Verfügung stand.

Die Schwestern beobachteten wachsam die Sauerstoffwerte, während Nancy über die Nasentubi versorgt wurde. Im Verlauf einiger Tage hatten sie keine Bedenken mehr, die Sauerstoffmenge zu verringern, und als Nancy einen Sauerstoffsättigungswert von 92 bis 97 Prozent aufrechterhalten konnte, entfernte man die Nasentubi und beobachtete, wie gut Nancy in der normalen Raumluft zurechtkam. Da ihre Atmung etwas mühsam wirkte, wurde ihr ein kleines Sauerstoffzelt über den Kopf gestülpt und bei Bedarf Sauerstoff eingeblasen (vor allem beim Trinken oder wenn sie bewegt wurde). Zu diesem Zeitpunkt kann man auch einfach Sauerstoff an der Nase des Kindes vorbeiströmen lassen: Ein Schlauch, der Sauerstoff abgibt, wird in der Nähe der kindlichen Nase deponiert, damit eine höhere Sauerstoffkonzentration buchstäblich an seiner Nase vorüberweht.

Wie es in diesem Stadium oft vorkommt, stellten die Schwestern fest, daß sie die Medikamente, die Nancy zur Atemkontrolle und Lungenreifung brauchte, in der Dosis verringern konnten. Nancy wurde allmählich von diesen Präparaten entwöhnt, dabei aber sorgfältig beobachtet, ob die Atmung nicht wieder Rückschritte machte.

Babys benötigen oft eine gewisse Zeit, bis sie sich einer verringerten Medikamentendosis anpassen. Manche leiden nach Absetzen an Apnoe, so daß die Präparate sofort wieder gegeben werden müssen. In diesem Fall müssen wir ein paar Tage abwarten und einen neuen Versuch starten. Während der Adaptationsperiode, in der wir die Dosis verringern, brauchen manche Babys öfter einen kleinen »Denkanstoß«, damit sie das Atmen nicht vergessen (die Schwestern reiben sanft über die Haut, wenn der Apnoe-Monitor piepst), und eine Neueinstellung der Medikamentendosis wird nötig. In den meisten Fällen empfehle ich, mit der Känguruh-Methode so lange zu warten, bis der Beatmungsschlauch entfernt werden kann, weil es schwieriger ist, ein Kind mit Schläuchen in die richtige Lage zu bringen (siehe Seite 131f.). In Nancys Fall nahmen die Schwestern das Baby aus dem Inkubator, so daß ihre Eltern beginnen konnten, sie mit direktem Hautkontakt zu halten und zu liebkosen. Allison und Jerry waren schon ganz wild darauf, mit der Känguruh-Methode zu beginnen. Sie waren es leid, ihre Hände durch eine Brutkastenöffnung zu zwängen, um ihr Kind berühren zu können. Die Freude war groß, als sie sich endlich ihren Traum erfüllen konnten, als liebevolle Familie zusammenzusein.

Übergang zum offenen Bettchen

Während Nancy im Brutkasten lag, wurde ihre Körpertemperatur immer noch durch Sensoren geregelt. Dann kam der Zeitpunkt, an dem die Schwestern feststellen wollten, ob sich Nancy allmählich an die Bedingungen außerhalb des Brutkastens anpassen könnte. Sie wickelten das Baby in zwei Decken und legten es in ein offenes Bettchen. Dann maßen sie alle drei Stunden die Temperatur in der Achselhöhle. Solange die Temperatur nicht unter 36,7 Grad fiel, durfte Nancy in diesem Bettchen bleiben. 48 Stunden lang wurde beobachtet, ob sich ihre Körpertemperatur stabilisierte.

Nancy war reif für das offene Kinderbett, als sie folgende Kriterien erfüllte:

- Auch außerhalb des Brutkastens fiel ihre Körpertemperatur nicht ab.
- Sie konnte konstant 10 bis 20 Gramm Gewicht pro Tag zulegen.
- Sie war von zusätzlichen Sauerstoffgaben und Medikamenten wie Theophyllin, Betamethason und Antibiotika unabhängig.
- Ihre Atmung und ihr Herzrhythmus waren stabil.

Vor der Entlassung aus der Klinik bleiben die meisten Frühchen noch 12 Stunden bis fünf Tage im offenen Bettchen, je nach verfügbaren Räumlichkeiten, der in der jeweiligen Klinik herrschenden Praxis und dem Zustand des Kindes. Nancy blieb vier Tage.

Nancys Aufgaben im offenen Bett bestanden hauptsächlich darin, weiter zuzunehmen, während sie Sauerstoff in normaler Konzentration atmete, und beim Trinken normal weiterzuatmen. In diesem Stadium baten die Schwestern Allison, täglich in die Klinik zu kommen, um ihr Baby anzuziehen, zu füttern, zu wickeln und herumzutragen, wie sie es zu Hause auch tun würde. Nancy würde zu Hause keine speziellen Überwachungsgeräte brauchen, im Gegensatz zu manchen anderen Frühchen. Deren Eltern erfahren zu diesem Zeitpunkt, welche Geräte ihr Baby nach Hause begleiten werden (zum Beispiel ein Apnoe-Monitor), und was sie ggf. bei einem Alarmsignal unternehmen müssen.

Sobald Nancy normale Atmung, Herztätigkeit und Gewichtszunahme zeigte und bewies, daß sie mit den Bewegungen und Reizen, denen sie im offenen Bettchen ausgesetzt war, zurechtkam, durfte grünes Licht für die Entlassung nach Hause gegeben werden – im Alter von inzwischen 34 Wochen und vier Tagen. Jetzt wurde Allison aufgefordert, die letzten 24 Stunden zusammen mit Nancy in der Klinik zu verbringen. Allison schlief im Krankenhaus und übernahm selbständig das Fläschengeben, das Windelwechseln, das Baden und alle anderen Pflegetätigkeiten, mit Unterstützung der Schwestern.

Und so konnten Allison und Jerry knapp fünf Wochen nach der leicht traumatischen Geburt Nancy mit nach Hause nehmen, überzeugt, daß sie jetzt über die liebevollen Mittel verfügten, um gut für ihr Baby sorgen zu können.

Frühgeborenen-Versorgung im Überblick

Im allgemeinen gilt: Die anfangs ständige Überwachung von Frühgeborenen weicht einer periodischen Überwachung, die körperinterne Kontrolle der externen. Ich möchte diese Entwicklung nun genauer nachzeichnen:

Überwachung. Gleich nach Nancys Geburt wurden in ihren Körper viele Schläuche eingeführt, um innere Veränderungen kontrollieren zu können. Als sich ihr Zustand besserte, entfernten wir diese Eindringlinge, überwachten Nancy aber weiter mit Hilfe von Sensoren, die wir ihr auf die Haut klebten. Nach weiteren Fortschritten und dem Umzug ins offene Bettchen entfernten wir sämtliche Überwachungsgeräte und nahmen nur noch alle zwei bis drei Stunden Messungen an ihr vor. In manchen Kliniken ist es üblich, die Frühgeborenen bis zur Entlassung ununterbrochen zu überwachen.

Medizinische Versorgung. Nancy zog von einer offenen Liege unter einem Wärmestrahler (einer Wärmeliege) in einen Brutkasten um, dann in ein offenes Bettchen, und schließlich kam sie nach Hause. Erst hatte sie eine Kinderschwester nur für sich, die sie ständig betreute. Zum Schluß konnte sie eine Schwester mit drei weiteren Babys teilen.

Atmung. Nancy hing erst am Beatmungsgerät, das in der zweiten Phase nur noch mit leichtem Sauerstoff-Überdruck arbeitete (CPAP). Dann wurde ihr Sauerstoff mit Hilfe von Nasentubi zugeführt. Als nächstes lag sie unter einem Sauerstoffzelt und war schließlich in der Lage, normale Raumluft zu atmen.

Sauerstoffkonzentration. Raumluft enthält nur 21 Prozent Sauerstoff. Anfangs bekam Nancy Sauerstoff in hoher Konzentration, weil ihre unreife Lunge den in der Raumluft vorhandenen Sauerstoff nicht effektiv genug binden konnte. Was sie durch das Beatmungsgerät einatmete, war 90 bis 95 Prozent reiner Sauerstoff. Nachdem ihre Infektion abgeheilt war, wurde die Sauerstoffkonzentration langsam gedrosselt und dabei der Sauerstoffsättigungswert des Bluts sorgfältig überwacht. Solange die Blutwerte gut waren (92 bis 97 Prozent), wurde im Verlauf vieler Tage die Konzentration weiter gesenkt. Schließlich brauchte Nancy nur noch eine Konzentration von 25 bis 28 Prozent, damit sie gute Blutwerte behielt. Zu diesem Zeitpunkt wurde auf den zusätzlichen Sauerstoff verzichtet, und die Schwestern beobachteten, wie Nancy mit Raumluft zurechtkam. Gegen Ende ihres Klinikaufenthalts hielt Nancy auch ohne zusätzlichen Sauerstoff gute Blutwerte. Sie hatte immer eine frische rosa Farbe und in der Raumluft keine Atemprobleme.

Ernährung. Nancy wurde anfangs intravenös ernährt (die Nährlösung tropfte durch eine Vene und gelangte in Herznähe direkt in den Kreislauf). Darauf folgte die Ernährung über eine Magensonde, später im Wechsel mit dem Saugfläschchen. Schließlich trank Nancy nur noch aus dem Fläschchen.

Temperatur. Erst hing Nancy ganz vom Wärmestrahler und dann vom Brutkasten ab, um ihre Körperwärme zu erhalten. Schließlich konnte sie diese Wärmestube zeitweise verlassen und zuletzt ganz in ein offenes Bettchen übersiedeln, wo sie in normaler Babykleidung warm blieb.

Gewicht. Nancy verlor zunächst etwas von ihrem ursprünglichen Geburtsgewicht, dann schwankte sie zwischen Gewichtsverlust und -zunahme, und schließlich nahm sie langsam, aber sicher fünf Gramm täglich zu. Als sie dann 15 bis 20 Gramm zulegen konnte, wußten wir, daß sie jetzt zuverlässig kräftiger werden würde, und bezeichneten sie als »wachsendes Frühchen«.

Die gar nicht schöne neue Welt Ihres Frühchens

Die großen Fortschritte der modernen Intensivmedizin haben Nancy das Leben gerettet. Aber diese Errungenschaften haben auch ihren Preis.

Weil die meisten Sinnesorgane eines Babys bei der Geburt schon voll entwickelt sind (siehe Kapitel 7, »Warum die Känguruh-Methode funktioniert«), wirkt die Intensivstation wie ein Schock. Sie gleicht in keiner Weise dem, was das Kind im Mutterleib erlebt hat, sondern bedeutet eine überwältigende Überreizung. Forschungen haben nachgewiesen, daß die Versorgung in der modernen High-Tech-Intensivstation Babys zwar das Leben rettet, aber die Grenzen seiner Fähigkeit sprengt, Umweltreize zu verarbeiten.

Die meisten Reize in der Intensivstation sind einseitig – das heißt, sie nehmen keine Rücksicht auf die momentanen Bedürfnisse eines Frühchens, oder auf seine Fähigkeit, sie zu bewältigen. Die ständigen Geräusche, das grelle Licht und die störenden Eingriffe beschneiden seinen so dringend nötigen Schlaf, auch hat es kaum Gelegenheit zu persönlichem Kontakt und Zwiesprache mit einem Gegenüber, um seine sozialen Fähigkeiten zu entwickeln. In Kapitel 13 werden Möglichkeiten diskutiert, die Bedingungen in der Intensivstation so zu ändern, daß die Bedürfnisse und Fähigkeiten Ihres Babys mehr berücksichtigt werden. Hier wollen wir untersuchen, welchen Einfluß der normale Betrieb in der Intensivstation auf die Sinne und das Verhalten eines Frühgeborenen hat.

Geräusche

Im Mutterleib werden Außenlaute durch Muskeln, Flüssigkeit und Knochen der Mutter gefiltert und gedämpft. Außerhalb des Mutterleibs genießt Ihr Frühchen keinen solchen Schutz. Der Geräuschpegel in der Intensivstation ist 10 bis 22 Dezibel höher als in der normalen Säuglingsstation; er bewegt sich ständig in einem Bereich zwischen 60 und 70 Dezibel (eine normale Unterhaltung hat eine

Lautstärke von 65 Dezibel). 70 Dezibel beginnen, den Schlaf zu stören. Liegt der Geräuschpegel längere Zeit wiederholt über 84 Dezibel, kann Ihr Kind einen Gehörschaden davontragen, da die Wirkung von Geräuschen sich summiert.

Daß es in der Intensivstation so laut ist, hat mehrere Ursachen. Auf die Ohren des Frühchens stürmt das unaufhörliche Piepen der Monitore anderer Babys ein, die aufgeregten Stimmen der Eltern, die Kinder in den benachbarten Brutkästen besuchen, das Klingeln von Telefonen, das Scheppern von Abfallbehältern.

Diese Geräusche sind ziemlich laut. Das Schließen der Öffnungen im Brutkasten zum Beispiel hat eine Lautstärke von 111 bis 124 Dezibel. Wird ein Milchfläschchen sanft auf dem Brutkasten abgesetzt, ergibt das immer noch 84 bis 100 Dezibel, das Schließen der Schranktüren unter dem Inkubator 104 bis 119 Dezibel. Der allgemeine Geräuschpegel beträgt zwischen 50 bis 68 Dezibel, gemessen innerhalb der Inkubatoren, auch bei geschlossenen Öffnungen. Stehen sie offen, sind es 60 bis 68 Dezibel.

Bei diesem ständigen Krach ist es kein Wunder, daß zahlreiche Babys nach der Entlassung aus der Neugeborenen-Intensivstation an Hörstörungen leiden. Damit Hörverluste auch sicher erfaßt werden, macht man oft vor der Entlassung routinemäßig einen Hörtest. Diese Hörverluste sind meist nur vorübergehend.

Natürlich sollte die Umgebung, in der Ihr Baby sich aufhält, so ruhig wie möglich sein. In einem Versuch zur Lösung dieses Problems hat Dr. Lina Zahr von der Universität Kalifornien in Los Angeles (UCLA) kürzlich eine Studie mit 46 Frühchen durchgeführt. Den Babys in den Neugeborenen-Intensivstationen am UCLA Medical Center und dem Kaiser-Permanente Hospital wurden winzige Ohrenschützer aufgesetzt. Dr. Zahr stellte fest, daß die Ohrenschützer die Geräuschbelastung spürbar senken: Herz- und Atemrhythmus wurden gleichmäßiger. Einigen Kindern jedoch wurden die Ohrenschützer unbequem, wenn sie sie über einen längeren Zeitraum hinweg trugen. Dr. Zahr empfiehlt daher, die

Ohrenschützer nur gelegentlich einzusetzen und weitere lärmdämpfende Maßnahmen zu ergreifen, beispielsweise die Inkubatoren abzupolstern und die Öffnungen während der lautesten Phasen geschlossen zu halten (also u.a. dann, wenn die Schwestern mit ihren Pflegemaßnahmen die Runde machen – siehe Kapitel 13, »Bessere Bedingungen für Ihr Baby in der Klinik schaffen«).

Offensichtlich erfordert das Lärmproblem nicht nur den Einsatz von Ohrenschützern, sondern Veränderungen in der Umgebung des Kindes. Känguruh-Babys schlafen so tief ein, daß sie in der Lage sind, den Lärm abzublocken.

Licht

Babys empfinden grelles Licht als störend. Es wird Ihnen auffallen, daß sie die Augen schließen und den Kopf wegdrehen, wenn sie plötzlich einer hellen Lampe oder der Sonne ausgesetzt sind.

Doch Krankenschwestern brauchen Licht bei ihrer Arbeit – wenn sie die Hautfärbung der Kinder kontrollieren, nachprüfen, ob die Geräte funktionieren, die Aufzeichnungen der verschiedenen Monitore ablesen, Stecker zusammenstecken, Notizen machen usw. Auch die Wärmestrahler geben Licht ab, was die Helligkeit verstärkt, wenn gleichzeitig die Lampen eingeschaltet sind. Leider fehlt es in vielen älteren Säuglingsstationen an Dimmern oder Einzellampen, die nur im Bedarfsfall eingeschaltet werden.

Grelles Licht ist nicht nur ein Störfaktor, sondern kann die Sehfähigkeit eines Babys auch dauerhaft beeinträchtigen. Schon 1985 wurde festgestellt, daß grelles Licht in der Intensivstation die Netzhaut von Frühgeborenen tatsächlich schädigen und möglicherweise sogar zur Erblindung führen kann.

In letzter Zeit achtet das Personal in vielen Kliniken bewußt darauf, das Licht zu dämpfen. Es wurden Einzellampen angeschafft, und vielleicht decken die Schwestern sogar die Augen des Babys ab, wenn es für eine bestimmte Maßnahme unter grellem Licht liegen muß (die Augen dürfen jedoch nicht ständig abgedeckt werden, da dies zu visueller Unterstimulierung und später zu Sehschwäche oder Schleiersehen führen kann).

Im Idealfall wünscht man sich für Frühgeborene eine halbdunkle Umgebung, ähnlich wie im Mutterleib.

Der Tag-Nacht-Zyklus

Ob Tag oder Nacht, der Betrieb in der Intensivstation geht womöglich unvermindert weiter. Doch ein angemessener Tag-Nacht-Zyklus fördert bei Ihrem Frühchen die Entwicklung eines 24-Stunden-Rhythmus, der den Hormonfluß und den Stoffwechsel regelt, so daß der Körper in Wach- und Schlafperioden seine Energie immer optimal einsetzt. Die Entwicklung eines solchen Rhythmus wird Ihrem Baby schließlich helfen, sich in den Tagesablauf der Familie einzufügen. Wichtiger jedoch: Er schlägt sich auf Wachstum und Entwicklung Ihres Kindes nieder.

Ist der 24-Stunden-Rhythmus gut eingespielt, kann das kindliche Gehirn den Ausstoß von Wachstumshormonen und anderen Hormonen, die das körperliche Wohlbefinden und die Organfunktionen regeln, besser abstimmen. Bei einem regelmäßigen Schlafmuster sind auch die Ausschüttungen von Wachstumshormonen regelmäßig, und Ihr Baby kann Veränderungen in seiner Umgebung besser ertragen. Leider stehen Versorgungsroutine und Betriebsamkeit der Intensivstation der Ausbildung eines Tag-Nacht-Zyklus beim Frühgeborenen entgegen.

Die Känguruh-Methode bietet dem Frühchen mehr Gelegenheit zum Schlafen, was die Entwicklung eines 24-Stunden-Rhythmus begünstigt.

Störende medizinische Eingriffe

Medizintherapeutische Berührungen unterscheiden sich stark von *sozialen Berührungen*, die beruhigend und liebevoll wirken. Die meisten Frühgeborenen in der Intensivstation erleben erstere Art von Berührung leider weit häufiger als die zweite. Medizinische

Maßnahmen (Nadeln in die Fersen, Intubierungen, tägliches Wiegen, Brust-Physiotherapie) sind notwendig, aber strapaziös; ein Baby wird davon bis zu 130mal täglich gestört.

Forscher haben festgestellt, daß fast jede Form von medizinischem Eingriff bei Frühgeborenen eine Reihe physiologischer Veränderungen auslöst, die Streß anzeigen: Die Sauerstoffwerte sinken vorübergehend ab, der Herzschlag verlangsamt sich, und der Blutdruck im Gehirn steigt. Und diese Veränderungen belasten ein Baby noch zusätzlich!

Dr. Peter Gorski von der Northwestern University School of Medicine in Chicago hat sich viel damit beschäftigt, wie man das Frühgeborene vor massiven Störungen schützen kann, so daß die durchzuführenden medizinischen Maßnahmen die Gesundheit des Babys nicht gefährden. Dr. Gorski fand heraus, daß es den Kindern entscheidend hilft, wenn die Eingriffe so stark wie möglich gebündelt und ihre Reaktionen dabei ständig beobachtet werden, so daß man gegebenenfalls langsamer vorgehen kann.

Anstatt das Baby innerhalb einer Stunde mehrmals zu stören – einmal zum Füttern, ein zweites Mal wegen eines Bluttests, ein drittes Mal zum Absaugen der Lunge –, kann man diese Verfahren entweder gleichzeitig oder direkt nacheinander durchführen. Außerdem sollten die Schwestern sich den Herz- und Atemrhythmus eines Frühchens im inaktiven, entspannten Zustand notieren und die notwendigen Eingriffe nur so lange weiterführen, wie sich die Daten um diesen Kontrollwert herum bewegen.

In kritischen Situationen lassen sich diese Empfehlungen unmöglich jedesmal befolgen. Dem Kind das Leben zu retten ist die oberste Aufgabe des Pflegepersonals. Auf der Intensivstation ist die Versorgung eben intensiv. Auch wenn sich störende Eingriffe kurzfristig negativ auswirken, auf lange Sicht hat das Baby Vorteile davon. Ein Frühchen schreit natürlich, wenn die Schwester ihm einen Schlauch in die Vene schiebt, aber ohne Schlauch könnte es die Antibiotika nicht bekommen, die es vor einer Infektion retten.

Wünschenswert wäre, daß Ihr Kind die notwendigen medizinischen Eingriffe mit dem geringstmöglichen Streß erfährt. Wie Sie in den nächsten Kapiteln sehen werden, kann die Känguruh-Methode genau dazu beitragen.

»Klappe dicht« in der Säuglingsstation

Forscher, Schwestern und Ärzte sind sich des Problems der Überreizung in der Intensivstation bewußt geworden. In letzter Zeit wurde nach Wegen gesucht, um den Streß zu verringern, den eine solche Umgebung erzeugt.

Einer der Vorschläge dazu ist die »Stillegung« der Säuglingsstation. Er stammt von Dr. Jerold Lucey, einem Neonatologen an der Universität Vermont. Dr. Lucey ist einer der ersten Forscher, denen das Verdienst zukommt, sich um die Anpassung der Neugeborenen-Intensivversorgung an die kindlichen Bedürfnisse bemüht zu haben. Bei seiner Methode werden alle möglichen störenden Reize für eine gewisse Zeitspanne ausgeschaltet.

Und so funktioniert es: Ein bis zwei Stunden in jeder Schicht ließ Dr. Lucey die Telefone aushängen, die Piepser abschalten, die Alarmsignale leiser stellen, die Radios und alle grellen Lampen ausschalten, die Gespräche auf ein Minimum reduzieren und die Beatmungsgeräte abdecken, um die Geräusche zu dämpfen. Während dieser Zeit blieben die Türen zur Intensivstation geschlossen. Alle medizinischen Eingriffe, Labortests und Pflegemaßnahmen mußten vor der »Stillegung« beendet sein, so daß die Babys ungestört ruhen konnten. Die Schwestern lasen die Daten von den Geräten ab, ohne die Kinder zu berühren.

Die Babys gediehen bei dieser Methode prächtig, und Dr. Luceys Idee hat nun landesweit Anklang gefunden. An der Klinik der Universität Colorado wurde in der Intensivstation eine »Schlafenszeit« festgesetzt. Andere Kliniken verlegen die Ruhepause vor allem auf die Nacht. Wie auch immer, wir haben alle aus diesen Studien gelernt, daß das Motto »Klappe dicht« zu gewissen Zeiten ebenso durchführbar wie empfehlenswert ist.

Wie Sie sehen werden, sorgt die Känguruh-Methode für eine natürliche Atempause vor der Reizüberflutung in der Intensivstation – eine Atempause, die liebevoll und erholsam ist.

5

Ihr Frühchen hat etwas
zu sagen

Ihr Baby nimmt die Verhältnisse in der Intensivstation genauso
wahr wie Sie! Frühgeborene können uns sogar recht geschickt
zeigen, was sie von ihrer Umgebung und ihrer Behandlung halten,
wenn wir nur wissen, nach welchen Zeichen wir Ausschau halten
müssen.

Das haben die Mediziner erst in letzter Zeit erkannt. Vor 1985 glaubte
man, daß Frühgeborene keinen Schmerz empfinden und daher auch
keine Schmerzmittel bräuchten, nicht einmal bei Operationen –
wahrhaft barbarische Zustände! Doch sobald die Forscher anfingen,
den kindlichen Schmerz zu studieren, vermuteten sie auch, daß Babys ihr Unbehagen zum Ausdruck brächten, bevor sie schließlich zu
schreien anfingen. Und so begann eine systematische Untersuchung
der Signale, die Körper und Verhalten von Kindern uns geben.

Zum Erstaunen der Forscher stellte sich heraus, daß Babys ein
ganzes Repertoire an subtilen, aber zuverlässigen Signalen besitzen,
mit dem sie ihre Abwehr, aber auch ihr Wohlbehagen kundtun.
Diese Verhaltensmuster verändern sich, wenn das Kind sich wei-
terentwickelt und besser entscheiden kann, welche seiner Signale
am wirkungsvollsten sind.

Wenn Sie Ihr Frühchen in der Intensivstation besuchen, können Sie
seine Fortschritte auch an den Botschaften beobachten, die es Ihnen
mit Körper und Verhalten übermittelt. Mir persönlich ist aufgefallen, wie unterschiedlich Mütter und Väter in der Intensivstation auf
ihre Babys zugehen.

Der kleine Unterschied bei den Eltern

Frauen scheinen sich auf Details zu konzentrieren. Wenn eine Mutter Fragen über ihr Baby stellt, lauten diese meist:
- Wieviel Milliliter Milch hat Rebekka heute Vormittag getrunken?
- Wieviel Gramm hat sie seit gestern zugenommen?
- Welche Sauerstoffkonzentration braucht sie heute?
- Wie oft bekommt sie Antibiotika?
- Braucht sie immer noch eine Bluttransfusion? Wieviel Blut?
- Wie oft ist eine Apnoe (oder Brachykardie, Verlangsamung der Herztätigkeit) aufgetreten?
- Wie tief fiel ihr Herzrhythmus ab?
- Bekommt sie immer noch Theophyllin? Wie hoch ist die Dosis jetzt?

Mütter wollen exakte Zahlen hören und registrieren die Veränderungen des Zustands ihres Babys mit akribischer Genauigkeit. Sie dringen darauf, über die Funktion der vielen Geräte aufgeklärt zu werden, wollen wissen, was jede einzelne Zahl bedeutet und woran man erkennt, daß die Maschinen richtig arbeiten. Sie eignen sich rasch den Fachjargon der Intensivstation an und sind selbst bald halbe Neonatologinnen. Die Fortschritte ihres Frühgeborenen verfolgen sie mit detektivischem Spürsinn.

Männer dagegen stellen allgemeine Fragen, mit denen sie sich einen Überblick verschaffen:
- Wie geht's Rebekka denn heute?
- Atmet sie besser?
- Ißt sie mehr?
- Nimmt sie ab oder zu?
- Geht es ihr noch so schlecht wie gestern?

Ich finde die Unterschiede zwischen männlichem und weiblichem Verhalten faszinierend, weil die Eltern ihre jeweilige Perspektive gegenseitig ergänzen: Einer konzentriert sich auf die Wurzeln, Stämme, Zweige und Blätter, der andere sieht den Wald anstatt der Einzelbäume. Gemeinsam erhalten sie ein vollständiges Bild von der Entwicklung ihres Babys.

Hält man sich die weiblichen Reaktionen auf die medizinische Betreuung der Frühgeborenen vor Augen, wird man sich nicht wundern, daß eine Mutter rasch zwischen den verschiedenen Verhaltensmusterns ihres Frühchens unterscheiden lernt. Sie stellt bald fest, daß ihr Kind ihr etwas über seinen körperlichen, aber auch seinen geistig-seelischen Zustand mitteilt und dazu verschiedene Signale aussendet.

Wie Ihr Frühchen mit Ihnen »spricht«

Sie werden staunen, wenn Sie die Fähigkeit Ihres Winzlings entdecken, seine Vorlieben und Abneigungen auszudrücken. Die Babys sind gezwungen, alle von außen auf sie einstürmenden Einflüsse über sich ergehen zu lassen. Ihr Kind hat zweierlei Botschaften für Sie, während es mit Außenreizen konfrontiert wird:

Einsteigen: »Ich hab alles im Griff, danke.«
Aussteigen oder Unbehagen: »Ich bin ein bißchen überlastet. Ich werde nicht fertig mit allem, was da um mich herum vorgeht. Ich brauche eine Pause.«

Die Sprache der Botschaften sind Veränderungen im körperlichen Zustand (Herzrhythmus, Atemrhythmus, Sauerstoffwerte, Blutdruck und Hautfarbe) und im Verhalten. Schauen wir uns jede einzelne Kommunikationsmöglichkeit Ihres Kindes einmal näher an.

Physiologische Veränderungen

Lesen Sie die Monitore Ihres Babys ab, während es ruhig und entspannt ist. Die Werte für Herzrhythmus, Atemrhythmus und Sauerstoffkonzentration geben Ihnen eine Vergleichsbasis für weitere Beobachtungen. Veränderungen der Werte sind eine Kommunikationsmöglichkeit Ihres Kindes; damit teilt es Ihnen mit, wie es auf seine Umgebung reagiert.

Herzrhythmus

Je jünger das Baby, desto höher die Herzfrequenz; normal ist ein Bereich zwischen 110 und 160 Schlägen pro Minute, je nach Größe des Kindes. Den Vergleichswert erhalten Sie, wenn Ihr Frühchen ruhig daliegt. Die Frequenz kann ohne negative Auswirkungen um 10 Schläge pro Minute nach oben oder nach unten schwanken. Doch fällt oder steigt die Herzfrequenz plötzlich 15 Schläge pro Minute, erkennen wir, daß das Kind Mühe hat, mit seiner Umgebung zurechtzukommen.

Herzfrequenzen von 180 oder darüber (schwere *Tachykardie*) bedeuten, daß Ihr Baby vielleicht Fieber hat, gestreßt ist oder weint und sich aufregt. Sie werden feststellen, daß die Herzfrequenz des Kindes bis auf 210 bis 215 Schläge pro Minute ansteigen kann, wenn es heftig schreit, aber solche hohen Werte sind nicht von Dauer. Sobald es zu schreien aufhört, sollte sich die Herzfrequenz rasch normalisieren. Auch wenn sich Ihr Baby im Bettchen bewegt, kann die Herzfrequenz auf 170 bis 190 ansteigen. Sie fällt wieder ab, wenn Ihr Kind ruhig daliegt.

Herzfrequenzen unter 100 (schwere *Bradykardie*) weisen auf Müdigkeit, Frieren, sehr tiefen Schlaf, niedrige Sauerstoffwerte oder Schwierigkeiten beim Aufrechterhalten der Herztätigkeit hin. Letzteres liegt oft an dem noch unreifen Gehirn. Bradykardie ist gefährlich, weil das Gehirn dann weniger durchblutet wird und damit auch weniger lebenswichtigen Sauerstoff erhält.

69

Das Gehirn Ihres Babys ist entscheidend für seine Lebensfähigkeit; es muß optimal funktionieren, damit Ihr Kind wachsen und die durch die Unreife bedingten Probleme überwinden kann. Damit das Gehirn den nötigen Sauerstoff erhält, um richtig arbeiten zu können, braucht es eine stete, gleichbleibende Blutversorgung. Es reagiert problematisch auf Schwankungen von Blutzufuhr und Blutdruck. Die Blutmenge, die das Gehirn erreicht, hängt zum Teil vom Herzschlag Ihres Frühchens ab; daher ist ein stabiler Herzrhythmus ein wichtiges Gebot.

Sie werden bemerken, daß Bradykardien oft bei den Mahlzeiten auftreten. Bis die Frühchen näher am Geburtstermin, reifer sind, macht es ihnen Mühe, die Herzfrequenz beim Saugen aufrechtzuerhalten, vor allem bei Müdigkeit.

Während der Känguruh-Methode kommen Bradykardien merklich seltener vor; Tachykardien wurden kaum beobachtet.

Atemrhythmus

Je jünger das Baby, desto rascher die Atmung. Der Normalbereich für Frühgeborene liegt zwischen 35 und 50 Atemzügen pro Minute, doch Atemfrequenzen von 60 kommen bei Kindern unter 1500 Gramm recht häufig vor. Eine plötzliche Abweichung von 10 Atemzügen pro Minute vom Vergleichswert (nach oben oder nach unten) weist darauf hin, daß Ihr Baby Anpassungsschwierigkeiten hat.

Der Atemrhythmus verläßt wie der Herzrhythmus den Normalbereich, wenn ein Kind aktiv wird, sich aufregt oder weint. Beim Schreien steigt der Wert auf 60 Atemzüge pro Minute oder darüber; dies bezeichnet man als *Tachypnoe*. Bei der *Bradypnoe* dagegen fällt die Atemfrequenz unter 30 Atemzüge pro Minute. Noch flachere Atemmuster treten auf, wenn Ihr Kind tief schläft oder ganz entspannt und zufrieden ist.

Ein langsamer Atemrhythmus ist jedoch etwas ganz anderes, als überhaupt nicht zu atmen. Wenn Ihr Baby zu atmen aufhört, macht es eine Apnoe durch. Apnoen sind ernst zu nehmen, aber nur, wenn sie länger als 10 Sekunden dauern. Vorfälle unter 10 Sekunden treten häufig auf; in der Regel atmen diese Kinder dann doch spontan weiter. Dauert die Apnoe aber 10 Sekunden oder länger, greifen die Schwestern ein und berühren das Baby, halten es am Füßchen, stecken ihm den Finger in den Mund, rufen es beim Namen und versuchen so, es zum Weiteratmen anzuregen. Längere Apnoen sind gefährlich und können zum Tod führen.

Bradypnoen und auch Apnoen kommen öfter vor, wenn Frühchen lernen, das Atmen mit dem Saugen zu koordinieren. Beides gleichzeitig fällt ihnen schwer! Interessanterweise nimmt die Zahl der Apnoen bei der Känguruh-Methode dramatisch ab, obwohl die Babys oft an der Brust nuckeln.

Sauerstoffwerte

Die meisten Eltern werden sich rasch klar darüber, welcher Teil der ganzen Apparatur den Sauerstoffwert ihres Babys mißt. Der Sauerstoffsättigungsgrad des Bluts wird in der Regel vom Puls-Oximeter angezeigt (siehe Kapitel 4, »Der Alltag in der Neugeborenen-Intensivstation«). Dieses Gerät reagiert extrem empfindlich auf Bewegungen. Wenn Sie die Anzeige beobachten, werden Sie feststellen, daß die Zahlen sofort zu rasen anfangen, wenn Ihr Kind den Körperteil bewegt, an dem das Oximeter befestigt ist. Um einen Vergleichswert zu erhalten, lesen Sie die Prozentanzeige über drei Minuten hinweg ab, wenn Ihr Baby ruhig daliegt.

Der Normalbereich für den Sauerstoffsättigungsgrad bei Frühgeborenen liegt zwischen 88 und 100 Prozent, obwohl manchmal enger gezogene Grenzwerte wünschenswert sind:

- Wenn Ihr Baby am Beatmungsgerät hängt, sollte der Sauerstoffwert etwa bei 90 bis 94 Prozent liegen.

- Wenn Ihrem Baby Sauerstoff über ein Zelt, eine Gesichtsmaske oder über Kanülen zugeführt wird, sollte der Wert 91 bis 97 Prozent betragen.

- Wenn Ihr Baby im offenen Bett liegt und keine Sauerstoffgaben mehr erhält, ist jeder Wert zwischen 88 und 100 Prozent akzeptabel, auch wenn die Idealwerte um 90 Prozent liegen.

Fällt der Sauerstoffsättigungsgrad ein bis zwei Minuten lang unter diese Werte ab, ist das ein Zeichen von Unwohlsein. Bei der Känguruh-Methode lagen die Sauerstoffwerte immer im Normalbereich, auch bei Babys mit Atemschwierigkeiten, die an Grunzgeräuschen (*exspiratorischem Stöhnen*) zu erkennen waren (siehe Kapitel 6, »Warum Sie die Känguruh-Methode anwenden sollten«).

Blutdruck

Der Blutdruck wird in der Regel kontinuierlich gemessen, solange der Nabelarterien-Katheter angelegt ist. Nach seiner Entfernung wird der Blutdruck bei kranken Babys alle 5, 15, 30 oder 60 Minuten abgenommen, bei gesunden in größeren Abständen.

Der Blutdruck schwankt stark, je nach Verfassung des Frühgeborenen und den Medikamenten, die es erhält. Am besten fragen Sie die Schwester nach dem Blutdruck-Basiswert Ihres Babys, und in welchem Bereich es sich noch wohlfühlt. Über- oder unterschreitet der Blutdruck diese Grenzen, ist das ein sicheres Zeichen, daß ihm etwas zu schaffen macht – vielleicht ist es nicht ausreichend mit Sauerstoff versorgt oder fühlt sich von einem Geräusch in seiner Umgebung gestört. Plötzliche Veränderungen von 10 mm Hg im oberen oder unteren Grenzbereich zeigen an, daß Ihr Frühchen ungünstig auf seine Umgebung reagiert.

Wir haben den Blutdruck während der Känguruh-Methode noch nicht gemessen, weil das Aufblasen der Manschette das Kind irritieren kann. Ich vermute jedoch stark, daß der Blutdruck im Normalbereich bleibt, weil die Babys so friedlich und ruhig sind und oft schlafen.

Hautfarbe

Unter den Lampen in der Intensivstation wird die Haut Ihres Babys meist nicht kräftig rosa aussehen, sondern blaßrosa oder auch hellbraun, wie bei einem Mischlingsbaby. Wenn Ihr Kind *Gelbsucht* hat, kann die Haut gelblich wirken.

Hautverfärbungen zu rot, lila, blau, Blässe oder Flecken zeigen an, daß Ihr Kind mit Umweltreizen jeglicher Art nicht gut fertig wird.

Bei der Känguruh-Methode sollte die Haut Ihres Frühchens um die Lippen herum, im Gesicht, in den Handflächen und manchmal auch bis hinunter zu den Zehen einen kräftigeren Rosaton annehmen. Der Grund: Die Haut erwärmt sich an Ihrer Brust, weil sich die Blutgefäße leicht erweitern. Wenn Sie bei der Känguruh-Methode beobachten, daß sich Ihr Baby bläulich, dunkel oder blaß färbt, kann das ein Zeichen dafür sein, daß der Sauerstoffwert kontrolliert werden sollte. Vergewissern Sie sich, daß Ihr Kleines ausgiebig Hautkontakt zu Ihnen hat, denn wenn sich auch nur ein bißchen Luft zwischen ihm und Ihrer Brust befindet, sinkt seine Hauttemperatur, und die Hautfarbe kann sich ändern.

Notsignale im Verhalten

Ihr Frühchen wird Ihnen auch zahllose Verhaltenssignale geben, an denen Sie seinen Zustand ablesen können. Aber machen Sie sich bitte darauf gefaßt, daß Sie bei einem jüngeren Baby mehr Zeichen des Unbehagens als des Wohlbefindens sehen werden. Erst wenn Ihr Kind sich dem Alter von 38 Wochen (nach der Empfängnis) nähert, werden Sie allmählich die unten beschriebenen Signale von Ansprechbarkeit entdecken, mit denen es sagen will: »Ich möchte spielen. Mach was mit mir!« Und darüber werden Sie sich von ganzem Herzen freuen!

Halten Sie nach folgenden Signalen Ausschau, mit denen Ihr Baby seine Abwehr zum Ausdruck bringt, wenn es unter dem Wärmestrahler, im Brutkasten oder im offenen Bettchen liegt:

1. *Weiße Fingerknöchel*. Normalerweise schließt ein Baby die Hand zur Faust, doch Frühgeborene werden im Alter unter 32 Wochen die Händchen offen halten, wenn sie ruhig daliegen. Sie haben noch nicht die Muskelkraft, um die Finger zur Faust zu krümmen. Erst ab einer gewissen Reife werden Sie bemerken, daß Ihr Baby das typische Fäustchen der voll ausgetragenen Kinder macht.

Die Fäustchenhaltung ist normal, eine zusammengeballte Faust dagegen nicht. Weiße Knöchel sind das Ergebnis einer geballten Faust. Auch das jüngste Frühgeborene sollte keine weißen Knöchel haben. Ich habe festgestellt, daß weiße Knöchel ein Zeichen für Spannungen sind.

2. *Gespreizte Finger*. Wenn Sie sehen, daß Ihr Baby seine Finger ausstreckt, so erkennen Sie darin ein weiteres Zeichen von Unwohlsein und Anspannung. Wünschenswert wäre, daß sich Ihr Kind entspannen, zusammenkuscheln und die Gelenke beugen kann. Das Spreizen der Finger kann ganz plötzlich beginnen und lange andauern.

3. *Durchhängen von Bäckchen und Kinn*. Das sind Anzeichen von Müdigkeit. Sie bedeuten, daß Ihr Baby nicht die Energie hat, sich dem momentanen Geschehen weiter auszusetzen. Der Mund kann offenstehen, und vielleicht wird auch die Zunge vorgestreckt.

4. *Aufstoßen von Nahrung*. Wenn ein Baby Nahrung spuckt, kann das ein Streßsignal sein. Aber bei Frühgeborenen ist es unvermeidlich, daß etwas Nahrung hochkommt, da der Verdauungstrakt anfangs noch nicht voll funktioniert. Stößt ein Baby während und gleich nach dem Füttern Nahrung auf, ist die Ursache wahrscheinlich die Unreife des Ventils zwischen Speiseröhre und Magen, das noch nicht richtig schließt (siehe die Erläuterung zum *Reflux* auf Seite 133). Die Schwester kann Ihnen helfen, zwischen streßbedingtem und entwicklungsbedingtem Aufstoßen zu unterscheiden.

Wenn Sie sehen, wie aus dem Mund Ihres Babys halb verdaute Nahrung fließt, drehen Sie es rasch auf den Bauch, damit es die

Masse nicht noch einmal hinunterschluckt oder daran erstickt. Heben Sie es leicht vom Bettchen hoch, damit Mund und Nase nicht im Feuchten liegen. Ihr Frühchen wird vielleicht sogar Milch ausspucken, während Sie es stillen. Falls das passiert, dann nehmen Sie es von der Brust und drehen es sofort um, stützen es mit Ihrer Hand an seiner Brust ab und klopfen ihm mit der anderen auf den Rücken, während es mit dem Gesicht nach unten daliegt.

5. *Stirnrunzeln.* Betrachten Sie die Augenbrauenpartie Ihres Babys, wenn es ruhig schläft. Wahrscheinlich ist sie glatt und entspannt. Wenn Ihr Frühchen sich ängstigt, unruhig oder gestreßt ist, wird es die Stirn in Falten ziehen – genau wie Sie.

6. *Angelegte Ohren.* Ich habe die Beobachtung gemacht, daß bei entspannten Frühgeborenen die Ohren leicht vom Kopf abstehen, doch in Streßsituationen legen sie die Öhrchen an, daß sie fast den Schädel berühren. Diesen Unterschied konnte ich an Frühgeborenen ab dem Alter von 32 Wochen feststellen. Davor ist noch nicht genug Knorpelmasse und Kraft in den Ohren vorhanden, daß sie vom Schädel abstehen könnten. Offensichtlich verlieren wir alle im Lauf der Zeit diese Fähigkeit.

7. *Stopsignal.* Ein Frühgeborenes ist sehr wohl in der Lage, den Arm im Ellbogen abzuwinkeln und eine Hand abwehrend hochzuhalten, sogar im Schlaf. Die Botschaft ist eindeutig: Hört auf mit dem, was ihr mit mir macht. Ich kann's nicht mehr ertragen. Verwechseln Sie diese Bewegung nicht mit dem erschreckten Zusammenzucken, wenn Ihr Baby beide Arme seitlich ausstreckt und sie dann zitternd wieder einzieht.

8. *Beine anziehen.* Dies ist die Variante des Stopsignals für die unteren Extremitäten. Ihr Baby zieht die Beinchen an, als würde es Gymnastik machen.

9. *Zurückwölben.* Ihr Baby beginnt, den Rücken nach hinten zu wölben, weg von der Person, die es hält. Es versucht, Distanz zu schaffen und sich vor dem, womit es konfrontiert wird, zurückzuziehen.

10. *Überreizter Wachzustand.* Wenn Ihr Frühchen lediglich wach ist, hat es die Augen offen. Wenn es dazu auch innerlich aufnahmebereit ist, zeigt es Aufmerksamkeit; es konzentriert sich auf das, was es sieht, denkt darüber nach und beschäftigt sich geistig damit. Stellen wir eine solche Phase der Empfänglichkeit fest, sprechen wir mehr mit dem Baby, lenken seine Aufmerksamkeit auf uns und zeigen ihm interessante Schwarz-Weiß-Muster (die einzigen geeigneten und anziehenden optischen Reize für Frühchen und Neugeborene unter sechs Monaten). Wir versuchen, diese Aufmerksamkeitsspanne zu intensivieren.

Manchmal werden Frühgeborene so müde, daß sie sich nicht mehr zurückziehen können. In diesem Moment schlägt ihre Aufmerksamkeit in ein Starren um, das den überreizten Wachzustand anzeigt. In diesem Zustand reißt Ihr Kind die Augen weit auf. Es schaut sich zwar die Dinge an, wirkt aber ein bißchen ängstlich. Das können Sie am schmerzlichen Ausdruck in seinem Gesicht erkennen.

11. *Den Blick abwenden.* Ihr Baby wird seine Augen vom betrachteten Gegenstand abwenden, oder sein Blick wandert von einer Seite zur anderen. Das ist ein Streßsignal, weil Ihr Frühchen nicht verarbeiten kann, was in seiner Umgebung passiert; es kann seinen Blick nicht mehr auf irgend etwas konzentrieren.

12. *Den Kopf wegdrehen.* Klappt es mit dem Abwenden des Blicks nicht so recht, und verfügt Ihr Baby bereits über genug Muskeltonus im Hals, dann wird es das ganze Köpfchen zur Seite drehen. Wenn es das mehrmals hintereinander tut, sozusagen den Kopf schüttelt, als wollte es »Nein! Nein!« sagen, betrachten wir diese Reaktion als hohen Grad an Aktivität und folglich Unbehagen.

13. *Gähnen oder Schluckauf.* Beides ist meist eine Begleiterscheinung von Müdigkeit oder Streß und ein Zeichen, daß Sie alles, was Sie gerade mit dem Kind unternehmen, beenden sollten. Wir neigen dazu, ein Gähnen nicht weiter zu beachten, aber es ist ein eindeutiges Stopsignal.

14. *Tröstliche Berührung*. Auch wenn ein Baby sich selbst berührt, zieht es sich von seiner Umgebung zurück. Das Berührungssignal ist sehr stark und konkurriert mit den Außenreizen um die Wahrnehmung im Gehirn. So lenkt sich das Kind von unerwünschter Aktivität ab.

Ihr Kind kann sich auf viele Weisen berühren. Es kann den Daumen auf den Zeigefinger legen. Braucht es noch mehr Trost, faßt es eine Hand mit der anderen an. Viele Babys brauchen eine solche Berührung, um einschlafen zu können und ungestört zu schlafen. Damit können sie sich selbst etwas Gutes tun. Wenn Sie sich gerade mit Ihrem Frühchen beschäftigen und sehen, daß es sich berührt, dann hören Sie auf mit Ihrer Aktivität (aber hindern Sie es nicht, sich selbst zu berühren, um gut schlafen zu können).

Im Extremfall führt Ihr Baby beide Hände an seinen Mund heran, um seine Umgebung auszuschalten. Vielleicht beginnt es dann auch, an den Fingern zu saugen, eine positive und wirkungsvolle Weise, sich selbst zu trösten, die wir ermutigen (siehe Kapitel 11, »Stillen bei der Känguruh-Methode«, wo wir die Vorzüge des Saugens ohne Nahrungsaufnahme darstellen).

Was tun bei Streßsignalen?

Streßsignale bedeuten, daß sich Ihr Frühchen angespannt oder unwohl fühlt. Bei der Känguruh-Methode haben wir solche Verhaltensmuster nicht beobachtet, wohl aber bei Frühgeborenen unter Wärmestrahlern, in Brutkästen oder im offenen Bettchen, oder wenn sie zur Anwendung der Känguruh-Methode zur Mutter gebracht und wieder abgeholt wurden.

Inez Verzemnieks, eine Doktorandin an der Schule für Krankenpflege der UCLA, hat ein einfaches System entwickelt, wie Eltern angemessen auf Streßsignale ihrer Babys reagieren können. Dieses System könnte man SANTE nennen. Wenn Sie bei Ihrem Kind in der Intensivstation Streßsignale erkennen, dann befolgen Sie, einen nach dem anderen, die einfachen SANTE-Schritte.

S: Stop mit allem, was mit Ihrem Baby in diesem Moment geschieht. (Vielleicht wird es gestreichelt oder herumgedreht, Leute unterhalten sich in seiner Nähe, Alarmsignale ertönen usw.)

A: Angebot einer Hand oder einer Stimme. Legen Sie Ihrem Baby eine Hand auf den Kopf, auf den Bauch oder auf den Schenkel, und lassen Sie sie ruhig liegen. (Das gibt Ihrem Baby Halt.) Versuchen Sie, Ihr Kind mit Ihrer ausgeglichenen, liebevollen Stimme zu beruhigen. Machen Sie das entspannt, etwa eine Minute lang.

N: Neue Haltung. Verändern Sie die Haltung Ihres Babys. Beugen Sie seine Beine an den Knien, und stecken Sie ihm die Füßchen unter den Körper und/oder falten Sie ihm die Arme über der Brust.

T: Test. Versuchen Sie es noch einmal mit derselben Aktivität, die im Gange war, als Ihr Baby Anzeichen von Streß zeigte.

E: Ende. Wenn Ihr Baby auch nach dem zweiten oder dritten Anlauf Unbehagen äußert, dann machen Sie endgültig Schluß mit Ihrer Aktivität.

Es kommt darauf an, die Bedürfnisse Ihres Babys nach Pausen in seiner Aktivität und einem angemessenen Reizpegel zu respektieren. Denken Sie dabei aber daran, daß es ja ein Frühchen ist und daher Zeit braucht, bis sein Gehirn alle Signale verarbeitet hat, nach denen es sein Verhalten richtet. Vielleicht braucht Ihr Baby 30 Sekunden bis zwei Minuten, um mit dem Weinen aufzuhören und zum normalen Atemrhythmus zurückzukehren. Dies ist eine *Reaktionsverzögerung*, da es eine bestimmte Zeit dauert, bis ein Frühgeborenes die ankommenden Botschaften registriert und sein Verhalten entsprechend ändert.

Signale des Wohlbefindens

Ihr Baby wird Ihnen auch mit vielen Zeichen signalisieren, daß es glücklich und zufrieden ist. Diese Zeichen sind die Gegenspieler zu den Streßsignalen. Dazu zählen:

- entspannte Stirnpartie
- straffe Wangen, straffes Kinn
- leicht gekrümmte Finger
- Haltung mit angewinkelten Gliedern
- ein Lächeln

Bei der Känguruh-Methode werden Sie von Ihrem Kind mit häufigem Lächeln beschenkt, mit entspannter Inaktivität und dem Ausdruck äußerster Zufriedenheit. Nach mehreren Sitzungen wird Ihr Baby wahrscheinlich aufwachen und den Kopf drehen, um Ihr Gesicht zu suchen. Es wird Sie 4 bis 10 Sekunden anschauen, die Augen schließen, neue Kraft schöpfen und Sie dann wieder anschauen.

6

Warum Sie die Känguruh-Methode anwenden sollten

Wir wissen, daß die Känguruh-Methode auf Frühgeborene ausgesprochen wohltuend wirkt. Aber auf welchen Mechanismen beruht diese außergewöhnliche Wirkung? Stimuliert diese Methode in erster Linie ein bestimmtes Organsystem – zum Beispiel das Nervensystem, Herz und Lunge, den Harntrakt oder den Verdauungstrakt? Oder ist die Wirkung ein verhaltenspsychologisches Phänomen? Oder löst die Känguruh-Methode eine ganze Lawine psychosomatischer Effekte aus, die sich der genauen Analyse einfach entziehen? Weltweite Forschungen über die Känguruh-Methode haben rasch ergeben, daß dabei viele Organsysteme und Verhaltensmuster gleichzeitig beeinflußt werden. Die Känguruh-Methode wirkt sich bei Frühgeborenen positiv aus auf:

- Körpertemperatur
- Herzrhythmus
- Atemrhythmus und Sauerstoffsättigungsgrad
- Gewicht und Wachstum
- Verhalten (Schlaf und Aufmerksamkeitsspannen)
- emotionale Verfassung
- Stillen (siehe Kapitel 11)
- Bonding (siehe Kapitel 2)

Da Sie ja bereits erfahren haben, daß die Känguruh-Methode ausgezeichnete therapeutische Erfolge hat, wollen wir nun die einzelnen positiven Auswirkungen näher beleuchten.

Körpertemperatur

Für Ihr Baby ist es äußerst wichtig, daß es warm bleibt. Wärme fördert den Schlaf. Sie ermöglicht dem Frühgeborenen auch, seine Energie wirkungsvoll zu nutzen. Anstatt immer »einheizen« zu müssen, kann es seine begrenzte Energie für lebenswichtige Aufgaben einsetzen: die Reparatur und Reifung seines Körpergewebes. Die Körperwärme wird vom *thermoregulatorischen System* gesteuert: dem Hypothalamus, den Blutgefäßen, der Haut und den Schweißdrüsen.

Die Hypothese von Rey und Martínez, daß bei der Känguruh-Methode die Hauttemperatur der Mutter das Baby warm hält, ließ sich bestätigen. Studien haben eindeutig bewiesen, daß ein Kind zwischen den Brüsten seiner Mutter warm bleibt, *wenn folgende Dinge entsprechend geregelt sind: die Bedeckung des kindlichen Rückens, die Luftzufuhr und die Raumtemperatur.*

Trotzdem fragen viele Ärzte immer noch: »Wird ein vollkommen nacktes Baby nicht auskühlen? Wie kann eine Mutter soviel Wärme abgeben wie ein Inkubator oder Wärmestrahler?« In Wirklichkeit sind die Frühgeborenen bei der Känguruh-Methode nicht ganz nackt; sie bleiben warm, wenn sie in Windel und Decke eingehüllt sind. Im Kapitel 10 »Vor, während und nach Anwendung der Känguruh-Methode« erläutern wir die beste Bekleidung für Ihr Baby bei dieser Methode.

Frühgeborene, deren Gesundheitszustand so schlecht war, daß sie unter den Wärmestrahler gelegt werden mußten, wurden für Känguruh-Studien kaum herangezogen. Andererseits wurden viele Studien an Babys durchgeführt, die ein relativ geringes Geburtsgewicht hatten, aber gesünder waren und daher gleich in den Brutkasten kamen. Diese Kinder blieben bei der Känguruh-Methode alle warm. Ältere, größere Babys mit Fettschichten unter der Haut und einem guten Polster braunen Fettgewebes (das sich erst im letzten Schwangerschaftsmonat entwickelt und dic Erzeugung der eigenen Körperwärme unterstützt) können bei der Känguruh-Methode die richtige Körpertemperatur aufrechterhalten. Interessanterweise gelingt das aber auch den kleineren Babys, die noch nicht über dieses so wichtige Fettgewebe verfügen. Auch sie steigern ihre Temperatur bis zum *thermoneutralen Bereich* (dem Temperaturbereich, in dem ein Kind den geringsten Sauerstoffbedarf hat).

Die Erwärmung findet in der Regel nach einem bestimmten Muster statt: Die Temperatur des Frühchens steigt die ersten 10 Minuten rasch an und stabilisiert sich für den Rest der Känguruh-Sitzung dann im thermoneutralen Bereich. In seltenen Fällen läuft in tropischem Klima der Erwärmungsprozeß die ganze Sitzung lang weiter.

Bei überhöhter Körpertemperatur werden zusätzliche Kalorien verbrannt und mehr Sauerstoff verbraucht; der Stoffwechsel beschleunigt sich, und es treten Atemschwierigkeiten auf. Aus diesen Gründen empfehlen wir in solchen Klimazonen, die Temperatur des Babys häufiger zu kontrollieren. In Kapitel 10 werde ich erklären, wie Sie Ihr Kind abkühlen können, allerdings wird diese Information selten benötigt.

Im allgemeinen wurde beobachtet, daß während einer Känguruh-Sitzung die Körpertemperatur bei Brutkasten-Babys mit unreiferem thermoregulatorischem System allmählich steigt. In einer dreistündigen Sitzung wurde allerdings bei den untersuchten Brutkasten-Babys die normale Obergrenze von 37,5° Celsius Hauttemperatur nicht überschritten. Das ist ein erfreuliches Ergebnis, weil man daraus schließen kann, daß sogar bei einem unausgereiften thermoregulatorischen System ein Kind bei der Känguruh-Methode nicht überhitzt wird.

Herzrhythmus

Unseren Forschungen kam die ständige Überwachung des Herzrhythmus in der Frühgeborenen-Intensivstation zugute; wir konnten feststellen, daß sich der Herzrhythmus während der Känguruh-Sitzungen relativ stabil um den Vergleichswert herum einpendelte. Er bewegte sich konstant um 140 bis 160 Schläge pro Minute, plus minus fünf Schläge. Schläft ein Baby bei der Känguruh-Sitzung, kann der Herzrhythmus recht regelmäßig werden.

Eine stabile Herztätigkeit bedeutet, daß sich die Blutgefäße an einen regelmäßigen Blutdurchfluß gewöhnen und daß sämtliche Gewebe beständig und gleichmäßig versorgt werden. Entfallen die Schwankungen des Herzrhythmus, erhält auch das Gehirn regelmäßiger den lebenserhaltenden Sauerstoff.

Wenn Ihr Baby aufwacht oder weint, kann der Puls auf Werte über 160 ansteigen, bei heftigem Schreien sogar bis auf 215 Schläge pro Minute. Wie Sie sich vorstellen können, bereiten solche Schwankungen Ihrem Kind Schwierigkeiten. Wünschenswert ist ein regelmäßiger Herzrhythmus, und genau das läßt sich mit der Känguruh-Methode erreichen.

Sie ahnen es schon: Der Puls Ihres Frühchens steigt während der Känguruh-Sitzung um 5 bis 10 Schläge. Das ist normal und auch zu erwarten, denn erwärmt sich der Körper, schlägt das Herz schneller. Bedeutsam ist auch, daß der Puls Ihres Babys wahrscheinlich nicht absinkt (Bradykardien kommen nicht vor). Auch Kinder, die noch den Brutkasten benötigen, haben bei der Känguruh-Methode noch keine Bradykardien erlebt.

Atemrhythmus

Eines der obersten Ziele des Teams in der Intensivstation besteht darin, eine regelmäßige Atemtätigkeit des Babys zu sichern. Es gibt viele unaufdringliche Methoden, die Atemfunktion Ihres Frühchens zu messen. Die Schwestern können vom Monitor die Zahl der Atemzüge und das gesamte Atemmuster ablesen (die Tiefe der Atmung: flach – tief), dazu die Anzahl der Apnoen (Zeitspannen, in denen Ihr Kind das Atmen »vergißt«) und rasche, tiefe Atemzüge. Auch läßt sich messen, wieviel Sauerstoff das Blut tatsächlich enthält. Die verschiedenen Möglichkeiten, die Atemfunktion zu messen, wollen wir nun genauer betrachten.

Atemmuster

Vor einer Känguruh-Sitzung lag die Anzahl der Atemzüge Ihres Babys irgendwo zwischen 15 und 60 Atemzügen pro Minute, je nachdem, wie aktiv und wach es gerade war. Aktivität und zunehmende Wachheit bedeuten, daß Ihr Kind mehr Sauerstoff verbraucht. Diesen erhöhten Sauerstoffbedarf muß es durch häufigeres Atemholen decken.

Bei der Känguruh-Methode hingegen ist die Wahrscheinlichkeit groß, daß Ihr Baby eine normale Atmung von 35 bis 50 Atemzügen pro Minute zeigt. Das Atemmuster wird sich wahrscheinlich gegenüber der Atmung im Bettchen oder Brutkasten verbessern.

In unseren wie in anderen Studien wurde festgestellt:

- Die Tiefe der einzelnen Atemzüge wird gleichmäßiger.
- Apnoen sinken auf ein Viertel des Vergleichswerts oder kommen überhaupt nicht vor.
- Die Länge der Apnoen verringert sich.
- *Periodisches Atmen* (ein Zustand, bei dem Apnoen mit gewaltigen kompensierenden Atemzügen wechseln, woraufhin wieder Apnoen eintreten) nimmt merklich ab.

Der eindeutige Befund: Die Känguruh-Methode hilft, die Atmung des Frühchens zu stabilisieren.

Sauerstoff im Blut

Schön und gut, daß sich all diese Atemmuster verbessern, aber die wirkliche Bewährungsprobe für die Känguruh-Methode besteht darin, wieviel Sauerstoff tatsächlich in das Blut des Babys gelangt. Es gibt zwei einfache Möglichkeiten, das festzustellen. Einmal über den *transkutanen Sauerstoffdruck* (TCPO$_2$; transkutan = durch die Haut). Bei diesem Verfahren wird der Sauerstoff in den Blutzellen gemessen, die direkt unter der Haut vorbeiwandern. Dazu wird eine Hautpartie mit Gel bestrichen und darauf ein Sensor befestigt. Dabei erwärmt sich die Haut, so daß sich die Blutgefäße darunter erweitern. Der Sauerstoffdruck im Blut kann gemessen werden, während das Blut unter dem Sensor vorbeifließt.

Sämtliche Studien haben ergeben, daß bei der Känguruh-Methode der Sauerstoffdruck in den Blutzellen steigt, sogar bei ganz kurzen Sitzungen von nur zehn Minuten!

Bei der zweiten Möglichkeit wird der Sauerstoffsättigungsgrad der Blutzellen gemessen (siehe Kapitel 4, »Der Alltag in der Neugeborenen-Intensivstation«). Die Sauerstoffsättigung nimmt bei der Känguruh-Methode selten ab (und das nur in Fällen, wenn eine Überhitzung beginnt); es wurden sogar leichte Verbesserungen beobachtet. Sogar bei Inkubator-Babys wurden selten Sauerstoffwerte unterhalb des Normalbereichs festgestellt.

Falls Ihr Frühchen an einen Kohlendioxid-Monitor angeschlossen ist, werden Sie bei einer Känguruh-Sitzung wahrscheinlich sehen, daß der Kohlendioxidwert abfällt und der Sauerstoffwert entsprechend steigt. Auch das ist ein positives Zeichen.

Sämtliche bisherigen Forschungen haben klar bestätigt, daß die Sauerstoffversorgung des Bluts im gesamten Körper, von den Fingerspitzen bis zu den Zehen, bei der Känguruh-Methode nicht beeinträchtigt wird.

Atemschwierigkeiten

Die Känguruh-Methode trägt offensichtlich dazu bei, Atemschwierigkeiten zu verringern. 1992 haben Dr. Gene Cranston Anderson und ich am Hospital del Valle in Cali, Kolumbien, den Einsatz dieser Methode direkt nach der Geburt studiert. Sie hatte sich so segensreich auf ältere Babys ausgewirkt, daß es nur logisch schien, auch schon zu einem früheren Zeitpunkt einen Versuch damit zu machen.

Allerdings kann ein so früher Beginn mit der Känguruh-Methode auf besondere Probleme stoßen. Manche Frühgeborenen haben kurz nach der Geburt mit Atemnot zu kämpfen. Ihre Atemzüge sind mühsam und hörbar. Ein frühes Anzeichen erschwerter Atmung ist das sogenannte *exspiratorische Stöhnen*. Es entsteht, wenn die Babys instinktiv versuchen, ihre Lungenflügel vor dem Zusammenfallen zu schützen, indem sie die Luft in ihren Atemwegen nicht vollständig ausatmen. Gibt ein Frühgeborenes Stöhngeräusche von sich, wird es in der Regel auf die Intensivstation gebracht, wo ihm Schläuche in den Hals eingeführt werden. Die Lunge wird mit CPAP künstlich aufgeblasen (siehe Kapitel 4, »Der Alltag in der Neugeborenen-Intensivstation«).

Dr. Anderson glaubte, daß die Känguruh-Methode die Atemschwierigkeiten bei Frühgeborenen lindern könnte. Bei der Arbeit an ihrer Dissertation über neugeborene Schafe an der Universität Wisconsin hatte sie herausgefunden, daß Lämmer, die bei ihrer Mutter bleiben, mit ihr Körperkontakt haben und von ihr geleckt werden, sich unerwartet von Atemschwierigkeiten erholen. »Warum lassen wir ein Baby nicht bei seiner Mutter und warten ab, ob ihre Wärme und der Kontakt mit ihr nicht dieselbe Wirkung haben?«, schlug sie vor.

Dr. Anderson bat Dr. Humberto Rey (nicht verwandt mit Dr. Edgar Rey), den Chef der pädiatrischen Abteilung dieser Klinik, uns bei einem Frühgeborenen mit Atemschwierigkeiten einen Versuch mit der Känguruh-Methode zu erlauben. Nach anfänglichem Widerstreben gestattete er Dr. Anderson, ihm und seinem Pflegepersonal die Technik vorzuführen. Als Dr. Rey und sein Team sahen, wie das Baby warm wurde, wie sich sein Sauerstoffsättigungsgrad verbesserte und wie friedlich und ruhig es war, drängten sie auf eine Fortsetzung unserer Untersuchungen.

Bald bekamen wir ein Frühgeborenes, das an Atemschwierigkeiten litt, und gingen nach Dr. Andersons Ansatz vor. Wir stülpten dem Baby, während es auf der Brust seiner Mutter lag, ein Sauerstoffstoffzelt über den Kopf. Anfänglich wurden die Stöhngeräusche lauter, doch bald ließen sie nach. Sechs Stunden nach der Geburt waren alle Anzeichen von Atemschwierigkeiten verschwunden. Wie erwartet und erhofft, entwickelte sich das Kind prächtig.

Wir glauben, daß die Atemschwierigkeiten durch die Zusammenwirkung verschiedener Faktoren behoben wurden: durch den warmen, angefeuchteten Sauerstoff, die Wärme der Mutter (die dem Baby half, seinen Sauerstoff zu erhalten), die atemregulierende Wirkung des mütterlichen Kontakts und schließlich durch die Zufriedenheit, die Entspannung und den Schlaf, die eine Känguruh-Sitzung immer begleiten.

Im Anschluß studierten wir 14 Neugeborene mit Atemproblemen, alle im Alter von 34 bis 36 Wochen nach der Empfängnis. Wir konnten feststellen, daß bei allen Babys, die auf der Brust ihrer Mutter lagen und gleichzeitig warmen, angefeuchteten Sauerstoff über ein Zelt erhielten, die Atemschwierigkeiten innerhalb von acht Stunden abklangen. Alle 14 Kinder unserer Studie kamen gleich auf die normale Säuglingsstation – sie brauchten die Intensivstation nicht in Anspruch zu nehmen – und wurden innerhalb von 48 Stunden nach Hause entlassen.

Gewicht und Wachstum

Das gesamte Wachstum, nicht nur die Gewichtszunahme, kann sich durch die Känguruh-Methode verbessern. Zum Teil liegt das an der geschlossenen Körperhaltung, in der das Frühgeborene ruht; es kuschelt sich an die Brust der Mutter und wird weniger häufig erschreckt zusammenfahren. Wird es von Ihnen auf diese Art gehalten, ist es so zufrieden, daß es still daliegt; unruhiges Zucken wird so gut wie aufhören. In dieser Ruheposition wird Ihr Baby weniger Kalorien verbrennen. Höchstwahrscheinlich wird es schlafen. Im Schlaf sind Sauerstoff- und Kalorienverbrauch am niedrigsten, und Ihr Kind kann seine kostbaren Kalorien für die Gewichtszunahme nutzen.

Immer wieder haben Forscher belegt, daß Babys bei der Känguruh-Methode die Brust suchen und saugen. Ist das Saugen erfolgreich, sollte die Nahrungsaufnahme insgesamt steigen und in der Folge auch das Wachstum und die Gewichtszunahme. Ältere Frühgeborene konnten durch die Känguruh-Sitzungen über 15 bis 20 Gramm täglich zunehmen.

Auch eine beständige Gewichtszunahme von 10 bis 15 Gramm täglich ist eine Freudenbotschaft. In der Regel nehmen Babys auf der Intensivstation ab, bis sich ihr Zustand medizinisch gesehen stabilisiert. Bei Anwendung der Känguruh-Methode ist zu erwarten, daß abnehmende Frühchen anfangen zuzunehmen und jene, die bereits zunehmen, noch mehr Gewicht zulegen.

Verhalten

Wie voll ausgetragene Kinder kennt Ihr Frühchen zwölf Stufen des Wachseins (oder Verhaltenszustände). Diese sind: regelmäßiger, ruhiger Schlaf; unregelmäßiger, ruhiger Schlaf; aktiver Schlaf; sehr aktiver Schlaf; Schläfrigkeit; inaktives Wachsein; ruhiges Wachsein; aktives Wachsein; sehr aktives Wachsein; Aufregung; Weinen; heftiges Schreien. Die Känguruh-Methode wirkt sich auf das Verhalten der Frühgeborenen in der Intensivstation positiv aus, da dabei erwünschte Zustände auftreten (zum Beispiel ruhiger, regelmäßiger Schlaf) und unerwünschte Zustände seltener werden (zum Beispiel sehr aktives Wachsein).

Schlaf

In Ihrem Bauch hat Ihr Baby 20 bis 22 Stunden täglich geschlafen, und zwar sehr tief. Aber jetzt, in der Neugeborenen-Intensivstation, kommt es in der Regel höchstens noch auf zwei Stunden tiefen, ruhigen, regelmäßigen Schlaf am Tag, und das oft nur in Kürzestphasen von 10 bis 20 Sekunden. Bei diesem Schlaftyp ist die Atmung regelmäßig, der Herzrhythmus schwankt nur wenig, und der ganze Körper ist ruhig und spart Energie.

Die restliche Zeit über verbringt Ihr Kind wach oder in aktivem Schlaf. Im aktiven Schlaf hat es zwar die Augen geschlossen, bewegt sich aber viel und vergeudet Energie in zielloser Aktivität. Ständig wird es durch Außenreize geweckt, zum Beispiel durch medizinische Maßnahmen, grelles Licht und laute Geräusche. Jeder, der ein Baby im Brutkasten beobachtet, wird erkennen, daß es sehr wenig tiefen, erholsamen Schlaf bekommt.

Bevor Sie mit der Känguruh-Methode beginnen, beobachten Sie Ihr Frühchen. Sehr wahrscheinlich wird Ihnen auffallen, daß es zu gewissen Zeiten Finger und Zehen bewegt, seine Beine ausstreckt, das Gesicht verzieht, Saugbewegungen macht und mit den Lidern flattert – das alles bei geschlossenen Augen. Vielleicht wacht es zwischendurch kurz auf, weint und versucht, wieder einzuschlafen. Es ist sehr aktiv, sein Schlaf unregelmäßig.

Wenn Sie genau beobachten, werden Sie auch ganz kurze Perioden feststellen, in denen alle diese Aktivitäten aufhören; das ist dann ruhiger, regelmäßiger Schlaf. Diese Art von tiefem Schlaf ist sehr wichtig, denn in diesen Momenten arbeitet das Gehirn aktiv an seinem eigenen Reifungsprozeß. Im Tiefschlaf schottet sich Ihr Baby von allen Außenreizen (wie grellem Licht und klingelnden Telefonen) ab. Tiefschlaf verringert die Streßbelastung, der Ihr Kind ausgesetzt ist; er erfrischt und regeneriert. Außerdem begünstigt die regelmäßige Atmung im Tiefschlaf eine gute Sauerstoffkonzentration im Blut.

Forschungen an Frühgeborenen in der Intensivstation haben ergeben, daß die Babys den größten Teil der Zeit in aktivem Schlaf verbringen. Aber anstatt dies als Norm zu akzeptieren, plädiere ich dafür, daß wir Frühchen mit der Känguruh-Methode zu tiefem, erholsamem Schlaf verhelfen können.

Babys schlafen bei den Känguruh-Sitzungen häufiger und länger. Sie schlafen zweimal so oft ein und versinken zweieinhalbmal so oft in den ruhigen, regelmäßigen Schlaf wie im Brutkasten oder Bettchen. Bei diesen Sitzungen kann Ihr Kind 13 bis 26 Minuten lang tiefen Schlaf genießen. Das ist wirklich eine wunderbare Erholungspause.

Meist braucht ein Baby fünf Minuten, um in tiefen Schlaf zu versinken. Diesen Zustand können Sie daran erkennen, daß sich Hände und Gesicht entspannen und der Körper schwerer wird (was Sie spüren können, da Sie ihn ganz abstützen). Anstatt wie im Brutkasten immer wieder zusammenzuzucken, wird Ihr Baby eine Haltung finden, die ihm wirklich behagt und in der es längere Zeit bequem und ruhig verharren kann.

Da Schlaf eines der wichtigsten Heilmittel ist, die Sie Ihrem Kind geben können, ist es so wichtig, für lange, tiefe Schlafperioden zu sorgen. Nur wenn es genug schlafen kann, wird es später in der Lage sein, wach und aufmerksam zu sein, wenn es darauf ankommt (im Alter von etwa 38 Wochen): Um nämlich mit Ihnen Kontakt aufzunehmen, wenn es reif für die Entlassung nach Hause ist.

Aufmerksames Wachsein

Wache Inaktivität umfaßt Zeiten, in denen Ihr Baby die Augen offen hat, seine Aufmerksamkeit auf etwas Bestimmtes richtet und sich nicht ziellos bewegt. Frühchen können Gegenstände sehen, die 25 bis 33 cm von ihrem Gesicht entfernt sind. Sind sie älter als 32 Wochen, können sie den Gegenstand relativ scharf sehen und ihren Blick mehrere Sekunden lang darauf konzentrieren. Im allgemeinen werden Frühgeborene von Gegenständen mit Hell-Dunkel-Kontrasten angezogen. Aufmerksamkeit ist eine komplexere Fähigkeit, die ein Kind meist nicht länger als 4 bis 10 Sekunden aufrecht erhalten kann, bis es mindestens 40 Wochen alt ist (ab der Empfängnis gerechnet).

Durch häufige Känguruh-Sitzungen stieg die Dauer aufmerksamer Wachzustände erkennbar an. Nach mehreren Sitzungen wird Ihr Baby beim Aufwachen beginnen, nach Ihrem Gesicht zu suchen. Vielleicht reckt es sogar den Hals, um Ihre Stimme auszumachen oder Ihren Blick aufzufangen (bei Ihren ersten Känguruh-Sitzungen sollten Sie diese Reaktion allerdings nicht erwarten; hier ist vor allem wünschenswert, daß Ihr Kind in Tiefschlaf versinkt).

Die Reaktionen Ihres Frühchens sind für Sie und Ihr Baby gleichermaßen beglückend und notwendig, um ein gutes Bonding zu entwickeln – vor allem für das Frühgeborene, von dem Sie so viel getrennt sind.

Aktivität

Bei Frühgeborenen bezeichnet man als Aktivität ziellose Bewegungen oder unruhiges Zappeln. Das zentrale Nervensystem des Kindes ist noch zu unreif, um störende Veränderungen in seiner Umgebung zu filtern oder zu dämpfen. Außer im Tiefschlaf führen solche Reize zu einer Alles-oder-Nichts-Reaktion.

Falls Sie zum Beispiel zufällig gegen den Brutkasten Ihres Babys stoßen sollten, werden Sie sofort folgendes beobachten:

- Der Puls beschleunigt.
- Die Atmung wird schneller.
- Die Haut verfärbt sich von rosa über fleckig zu blau.
- Ihr Baby zuckt mit allen Gliedmaßen: Beinen, Armen, Händen, Fingern.
- Die Brust hebt und senkt sich heftig.
- Ihr Kind wirft den Kopf herum.
- Es zieht Grimassen.
- Die Bäckchen wandern nach oben.

Diese Reaktionen verbrauchen wertvollen Sauerstoff und Kalorien und können bis zu zwei Minuten lang unvermindert anhalten. Während Ihr Baby die Störung verarbeitet, nimmt die Zahl der körperlichen Reaktionen ab.

Wenn Sie Ihr Frühchen bei der Känguruh-Sitzung halten und ihm auf die Schulter klopfen oder jemand in der Nähe ein Geräusch macht, werden Sie bemerken, daß diese dramatischen Reaktionen ausbleiben. Vielleicht zuckt nur das Gesichtchen, ein Finger streckt sich oder ein Bein bewegt sich leicht – und sogar solche Reaktionen dauern nicht lang an. Ihr Baby wird ruhig weiterschlafen und nicht aufwachen. In Kolumbien haben wir gesehen, daß einige Frühgeborene während der Känguruh-Sitzung nicht einmal weinten, wenn wir ihnen Blut abzapften. Manche ertrugen die schmerzhafte Prozedur wesentlich besser, wenn ihre Mütter sie hielten.

In einer unserer Studien maßen wir die Zeit, die Frühgeborene mit ziellosen, erregten Bewegungen verbringen. Wir beobachteten die Babys 9 bis 12 Stunden hintereinander (dabei etwa 3 Stunden vor der Känguruh-Sitzung, 3 Stunden währenddessen und 3 Stunden danach). Wie vorhersehbar verbrachten die Kinder während der Känguruh-Sitzungen bedeutend weniger Minuten in solchen Erregungszuständen als im Brutkasten oder Bettchen oder als andere Babys, die nicht in den Genuß der Känguruh-Methode kamen.

Schreien

Der »wachste« Verhaltenszustand ist »heftiges Schreien«. Dabei wird das Gesicht des Babys ganz rot; die kräftige Unmutsäußerung wird von einem Anstieg der Herz- und Atemfrequenz begleitet. Vielleicht rudert das Kind mit Armen und Beinen und macht Grimassen. Bei heftigem Schreien ist einiges los!

In der Intensivstation versuchen die Schwestern, das Schreien auf ein Minimum zu begrenzen. Doch trotz aller Versuche kann ein Frühgeborenes im Bettchen oder Brutkasten zwei bis drei Minuten lang durchschreien, bis die Erschöpfung einsetzt oder jemand kommt, der sich ihm zuwendet. Bei der Känguruh-Methode verringert sich die Anzahl der Schreiausbrüche wesentlich; manche Babys schreien überhaupt nicht. Und wenn sie schreien, beruhigen sie sich meist innerhalb von 60 Sekunden.

Schreien haben wir nie als Unmutsreaktion über die Känguruh-Sitzung beobachtet, sondern vor dem Füttern, also als Hungersignal. Zum Glück können Sie bei der Känguruh-Sitzung sofort auf einen solchen Hungerschrei reagieren. Ihr Baby braucht nicht zu warten, bis die Schwester ein anderes Kind gefüttert hat und dann endlich seine Bedürfnisse erfüllen kann. Machen Sie sich aber auf eines gefaßt: Ihr Kind wird vielleicht schreien, wenn es von Ihrer Brust weggenommen wird, weil es sein geschütztes, kuscheliges Nest nicht verlassen möchte.

Interessant sind die Ergebnisse einer Folgestudie: Frühgeborene, die in der Säuglingsstation die Känguruh-Methode erlebt hatten, weinten im Alter von sechs Monaten bedeutend weniger als Nicht-Känguruh-Babys: 25 Minuten am Tag, anstatt 38 Minuten.

Während der Känguruh-Sitzungen schreien Frühgeborene wenig bis gar nicht, da sie so glücklich sind, sich an die Brust ihrer Eltern schmiegen zu können, und weil sie soviel schlafen. Diese Babys sind nicht erregt, sondern entspannt und zufrieden. Das ist ganz wichtig, weil das Schreien einem Frühgeborenen in vieler Hinsicht schadet:

- Es verstärkt den Druck im Gehirn und kann Hirnblutungen (Schlaganfälle) auslösen, die die Entwicklung des Kindes verzögern.
- Es leitet Blut durch spezielle Herzventile ab, die in der Fötalperiode benötigt wurden. Das verhindert, daß das Blut mit Sauerstoff angereichert wird, weil es die Lungen gar nicht erreicht.
- Es verhindert, daß sich die Öffnungen im Herzen so rasch wie erforderlich schließen, damit sich das Baby weiterentwickeln kann.
- Es verursacht einen Abfall der Sauerstoffwerte im Blut.

- Es erhöht den Streß, dem ein Baby ausgesetzt ist.
- Es schwächt die Immunität. Das heißt, das Knochenmark muß verstärkt weiße Blutkörperchen in einer Geschwindigkeit produzieren, die es noch nicht erreichen kann.
- Es trägt dazu bei, daß Luft in den Magen gelangt, was Koliken, Reizbarkeit und in schweren Fällen einen Magendurchbruch verursachen kann.

Wenn Ihr Baby bei der Känguruh-Methode weint, dann teilt es ein Bedürfnis mit und schreit nicht aus Streß.

Psychische Verfassung

Mit am eindrucksvollsten bei der Känguruh-Methode ist zu beobachten, wie entspannt, zufrieden und ruhig Ihr Baby dabei wirkt. Ich habe viele Frühgeborene beim Einschlafen lächeln gesehen, spontan aufwachen, wieder lächeln und erneut in tiefen Schlaf versinken. Und viele Mütter haben mir berichtet, wie glücklich ihr Kind aussah, während sie es hielten.

»Lächeln?« denken Sie vielleicht. »Frühgeborene lächeln nicht. Das können doch noch nicht einmal voll ausgetragene Neugeborene. Das müssen Blähungen sein!«

Auf dieses alte Ammenmärchen habe ich etwas zu erwidern. Lächeln im Säuglingsalter hat meist einen sozialen Zweck. Ein Baby lächelt, damit seine Eltern weiter mit ihm spielen, oder als Reaktion auf eine soziale Interaktion. Es stimmt, daß dieses soziale Lächeln (eine Reaktion darauf, wenn Sie mit Ihrem Kind sprechen und schäkern) in der Regel erst auftritt, wenn Ihr Baby ein Alter von 46 Wochen ab Empfängnis erreicht hat. Aber die Frühgeborenen bei den Känguruh-Sitzungen scheinen ganz bewußt zu lächeln. Sie können diesen Gesichtsausdruck bis zu einer Minute lang aufrechterhalten.

Reflexhaftes oder blähungsbedingtes Lächeln dagegen ist sehr flüchtig und verschwindet nach ein paar Sekunden wieder. Unser Forscherteam hat so viele Babys lächeln gesehen, die keine Blähungen hatten (oder Darmbewegungen), daß ich überzeugt bin, dieses Lächeln hat mit Magen-Darm-Funktionen nicht das geringste zu tun. Die Tatsache, daß Herz- und Atemrhythmus lächelnder Frühgeborener stabil bleiben, macht es ebenfalls höchst unwahrscheinlich, daß ihr Lächeln auf das Konto von Blähungen gehen könnte.

Das Lächeln bei den Känguruh-Sitzungen unterscheidet sich vom sozialen Lächeln. Im allgemeinen ist Lächeln mit einer Anstrengung verbunden – ein Mensch muß seine Gesichtsmuskeln verziehen, um seine Freude mitzuteilen. »Känguruh-Lächeln« dagegen scheint mühelos und hat auch keinen sozialen Zweck; es zeigt sich in der Regel, wenn das Baby die Augen geschlossen hat. Ich glaube, darin schlägt sich einfach das nicht willentlich, neural ausgelöste Wohlbehagen des Kindes nieder; es ist ein universaler Ausdruck seines Wohlbefindens in der Geborgenheit, Wärme und Behaglichkeit seines Nestchens, als ob sein zentrales Nervensystem sagen wollte: »Einfach super!«

Glück ist eine wissenschaftlich schwer meßbare Größe! Ich habe diese Babys beobachtet und weiß intuitiv, daß sie glücklich sind. Trotzdem habe ich mir oft Gedanken gemacht, wie sich ihre Freude mengenmäßig erfassen ließe.

Anstatt ein relativ kompliziertes Elektroenzephalogramm (EEG) zur Messung von Gehirnwellenmustern zu benutzen oder die Aufwärtsbewegung der Wangen anhand des Aktionspotentials der Muskelfasern zu errechnen, habe ich beschlossen, einfach die Häufigkeit des Lächelns, egal welcher Intensität, während der Känguruh-Sitzungen zu beobachten und zu zählen.

Heute zählen wir das Lächeln von Frühgeborenen am Kadlec Medical Center in Richland, Washington, bei Brutkasten-Babys, die in den Genuß der Känguruh-Methode kommen, und am Hospital

Maternidad in San Salvador, El Salvador, bei Babys, die im offenen Bettchen liegen und innerhalb einer halben Stunde nach der Geburt mit Känguruh-Sitzungen begonnen haben.

Ich freue mich, berichten zu können, daß wir bei den Känguruh-Sitzungen Frühgeborene lächeln gesehen haben, die im Inkubator oder Bettchen nicht lächelten. Natürlich lächeln einige Babys überhaupt nicht, andere aber drei- bis viermal in einer ein- bis zweistündigen Känguruh-Sitzung. Es ist wirklich ein ganz besonderes Gefühl, wenn Sie wissen, daß Sie es geschafft haben, Ihr Frühchen unter den schwierigen Bedingungen der Intensivstation zum Lächeln zu bringen.

Frühe Entlassung aus der Klinik

Aufgrund all dieser physiologischen und psychischen Wohltaten überrascht es nicht, daß Känguruh-Babys früher vom Inkubator in das offene Bettchen umziehen und insgesamt weniger Zeit in der Klinik verbringen. Das spart nicht nur Geld, sondern – wichtiger noch – es erspart Eltern und Kind psychische und physische Belastungen.

In einer gerade laufenden Studie wollten wir zwei Gruppen von Brutkasten-Babys vergleichen, deren Atemschläuche gerade entfernt worden waren: Frühchen, die an fünf aufeinanderfolgenden Tagen Känguruh-Sitzungen hatten, und Frühchen, die nur im Inkubator lagen. Der Vergleich wurde schwierig, weil Känguruh-Babys bereits drei Tage nach dem Beginn der Mutter-Kind-Sitzungen in das offene Bettchen verlegt werden konnten. Keines dieser Kinder kehrte in den Brutkasten zurück; alle verkrafteten den Übergang ohne Probleme.

Frühe Entlassungen haben wir auch in Cali, Kolumbien, beobachtet, mit Frühgeborenen, bei denen gleich im Entbindungszimmer mit Känguruh-Sitzungen begonnen wurde. Diese Babys kamen mit 34 bis 37 Wochen zur Welt. Ihre Apgar-Werte (siehe Seite 112ff.) erreichten fünf Minuten nach der Geburt mindestens den Wert 6 (ganz gesunde Kinder haben Apgar-Werte von 9 oder 10), was bedeutet, daß sie weder durch Schläuche mit Sauerstoff beatmet noch in den Brutkasten gelegt werden mußten (siehe Kapitel 8, »Eignet sich die Känguruh-Methode für Ihr Baby?«).

Wir legten diese Neugeborenen bereits 12 Minuten nach der Geburt ihren Müttern auf die Brust und forderten die Frauen auf, ihre Kinder sechs Stunden lang in dieser Position zu halten. Alle Babys reagierten darauf positiv, und die Mütter und Kinder kamen nach der sechsstündigen Sitzung auf eine normale Entbindungsstation. Alle Mütter konnten mit ihren Babys ohne Komplikationen nach 24 bis 48 Stunden entlassen werden.

Brigitte Syfrett, eine Mitarbeiterin von Dr. Anderson, wandte dasselbe Verfahren im Shands Hospital an der Universität Florida an und erlaubte den Müttern, Känguruh-Sitzungen auf zwei bis drei Tage auszudehnen. Das vorläufige Ergebnis: Känguruh-Babys werden nach 3,7 Tagen entlassen, während vergleichbare Babys, die auf die Intensivstation verlegt wurden, erst nach 10 Lebenstagen nach Hause dürfen.

Alles in allem ist die Känguruh-Methode ein einziges Bündel positiver Ergebnisse. Das Baby liegt in den Armen seiner Mutter oder seines Vaters. Es lernt das Gefühl der Zufriedenheit kennen. Die Entspannung und das Geborgenheitsgefühl, die mit der Wärme aufkommen, lassen es in tiefen Schlaf versinken. Der Schlaf verringert Erregung und ziellose Aktivität, so daß das Frühgeborene seine Energie für seine Entwicklung nutzen kann. Die Anforderungen an Herz und Atmung verringern sich, sie funktionieren regelmäßiger und weniger mühsam. Dies führt wiederum zu einer besseren Sauerstoffdurchsetzung des Bluts, was die Reifung des Gehirns unterstützt, so daß es Infektionen besser bekämpfen, ein gutes Schlafmuster etablieren und die Herz- und Atemtätigkeit besser steuern kann.

Sieht die Mutter, wie ihr Baby in ihrer Gegenwart schläft und sich entspannt, wird auch sie von Zufriedenheit erfüllt; das Geburtserlebnis belastet sie weniger. Als Folge wird in einer Känguruh-Sitzung wahrscheinlich etwas Milch ausfließen. Der Geruch der Milch zieht das Baby an, das ja so nah an der Quelle liegt, und das erste erfolgreiche Stillen kommt in Gang. Was für ein freudiges Erlebnis für alle Beteiligten!

7

Warum die Känguruh-Methode funktioniert

Obwohl wir wissen, daß die Känguruh-Methode funktioniert, spekulieren wir immer noch über die Gründe. Nach ungezählten Stunden von Forschung und Beobachtung bin ich zu dem Schluß gekommen, daß diese liebevolle »Behandlung« deshalb so wirkungsvoll ist, weil darin einige der Elemente enthalten sind, an die sich ein Baby gewöhnt hat, als es noch im Bauch war. Die Känguruh-Methode bietet Ihrem Kind durch den Schutz in einer sehr innigen Form Raum für heilsame Ruhe und Wachstum. In diesem Kapitel werde ich darlegen, warum ich von der Richtigkeit meiner Annahme überzeugt bin.

Die Welt im Mutterleib

Die meisten von uns sitzen der Täuschung auf, die Welt im Mutterleib sei ein ruhiger, dunkler Ort, in dem der Fötus in unbeschwerter Ruhe schwebt. Nichts könnte weiter entfernt von der Wahrheit sein. Der Mutterleib ist vielmehr eine dynamische Umgebung, wo die sich entfaltenden Sinne des Fötus alle Arten sanfter Stimulation erfahren.

Zum Beispiel sind die Gehörnerven des Fötus mit 28 Wochen ausgereift. Der Mittelohrkanal ist offen, und das Gehirn des Fötus reagiert in der 35. Schwangerschaftswoche auf Geräusche. Da das Fruchtwasser Geräusche weiterleitet, nimmt Ihr Baby ab diesem

Zeitpunkt Ihre Verdauung, Ihr Schlucken, Ihren Herzschlag und das Pulsieren Ihres Bluts wahr, und zwar mit einer Lautstärke zwischen 72 und 84 Dezibel (wir unterhalten uns mit etwa 65 Dezibel). Die Stimme der Mutter ist im Uterus wahrnehmbar, trotz der dämpfenden Gewebe und Organe zwischen deren Stimmbändern und dem Ohr des Fötus.

Der Sehnerv, der Lichtimpulse vom Auge an das Gehirn leitet, wird in der achten Schwangerschaftswoche ausgebildet. Das Gehirn des Fötus reagiert ab der 27. Woche auf Lichtreize. Forschungen haben ergeben, daß die Herzfrequenz des Fötus zunimmt (ein Zeichen seiner Reaktion), wenn die Bauchdecke der Mutter mit grellem Licht angestrahlt wird.

Der Fötus ist inzwischen auch so weit, daß er Bewegung wahrnimmt. Der Labyrinthvorhof des Ohrs, das Gleichgewichtsorgan, entwickelt sich in der 17. Schwangerschaftswoche, und der Nerv, der Bewegungsimpulse weiterleitet, reift in der 24. Woche aus. Im Uterus spürt der Fötus Ihre natürlichen Bewegungen, zum Beispiel Stehen, Gehen, Bücken, Drehen. Während Sie sich bewegen, bewegt sich die Fruchtblase mit Ihnen. Ihre Atemzüge (im Normalfall 12 bis 16 in der Minute) verursachen im Fruchtwasser leichte Wellenbewegungen.

In der ersten Schwangerschaftshälfte schwebt Ihr Kind frei in der Fruchtblase. Es kann seinen Körper abwinkeln und Arme und Beine beugen, die der Schwerkraft ein Schnippchen schlagen. Schon nach sieben Wochen saugt es am Daumen. Mit fortschreitender Schwangerschaft sinkt es auf den Boden der Gebärmutter, die sich immer enger um Ihr Baby schließt; es beginnt, den vorhandenen Raum auszufüllen, bis es sich nicht mehr frei bewegen kann. Arme und Beine sind in der *Fötushaltung* angezogen, ein Ergebnis des verbesserten Muskeltonus, und Ihr Kind ist ringsum von warmen, schützenden Wänden umschlossen.

Ein Déjà-vu-Erlebnis

Bei der Känguruh-Methode entrinnt Ihr Frühchen der belastenden Umgebung der Intensivstation, die wir in Kapitel 4 beschrieben haben; es genießt in mancher Hinsicht sehr ähnliche tröstliche Bedingungen wie im Mutterleib.

Der mütterliche Herzschlag

Wenn Ihr Frühchen bei Ihnen auf der Brust liegt, hört es wahrscheinlich dasselbe rhythmische Klopfen wie im Mutterleib. Herztöne wirken auf Neugeborene beruhigend. Babys, denen diese Geräusche auf Tonband vorgespielt werden, hören auf zu weinen und schlafen ein. Vielleicht drehen sie sogar den Kopf, um den Herzschlag besser hören zu können. Auch in der Neugeborenen-Intensivstation spielen die Schwestern den Babys manchmal solche Herztöne vor, um ihren Streß zu lindern und ihnen beim Einschlafen zu helfen. Solche Aufnahmen sind in der Regel hochwirksame Schlafmittel.

Die Stimme der Mutter

Die vertraute mütterliche Stimme, die der Fötus durch die Gebärmutterwand hindurch hörte, wirkt nach der Geburt beruhigend. In wissenschaftlichen Experimenten wurde entdeckt, daß ein Neugeborenes sein Saugmuster ändert, um eine Aufnahme der Stimme seiner Mutter einzuschalten, in der sie Sätze spricht, die sie auch während der Schwangerschaft immer wieder gesprochen hatte. Stehen die mütterliche Stimme und eine fremde Frauenstimme zur Wahl, wählt das Neugeborene die Stimme der Mutter.

Obwohl Ihr Baby Ihre Stimme im Bauch nur verzerrt hören konnte, nahm es doch Frequenz, Höhe und Tonfall wahr. Wenn Ihr Kind während einer Känguruh-Sitzung bei Ihnen auf der Brust liegt, wird Ihre Stimme ebenfalls mit leichten Verzerrungen übertragen (durch Knochen und Haut anstelle von Muskeln und Flüssigkeit).

Schaukeln

Ihr Frühchen genießt auf Ihrer Brust eine sanfte, rhythmische Schaukelbewegung. Im Mutterleib spürte Ihr Baby eine leichte Wellenbewegung im Fruchtwasser, die durch Ihren Atem ausgelöst wurde. Jetzt, auf Ihrer Brust, hebt und senkt sich Ihr Kind mit derselben Geschwindigkeit und Sanftheit.

Saugen

Ab dem Alter von sieben Wochen hat das Ungeborene begonnen, an seinen Fingern oder anderen Körperteilen zu saugen, die es in die Nähe des Mundes bringen konnte. Das Saugen ist nötig für die Ausbildung des Kiefers und des Kinns, damit das Baby nach der Geburt fähig ist, an der Brust zu saugen. Saugen ist ein starkes Bedürfnis, und ich glaube, daß es ein Gefühl der Sicherheit auslöst.

Im Brutkasten ist es für ein Frühgeborenes sehr schwierig, die Hände in die Nähe des Mundes zu bewegen, denn es fehlen Muskeltonus und Kraft. Auch ein Schnuller bleibt nicht lange im Mund, denn das Baby ruckt mit dem Köpfchen und saugt unterschiedlich stark. Bei starkem Saugen wird der Schnuller nach innen gezogen, bei schwachem Saugen aber ausgestoßen. Und eine Brustwarze ist weder in der Nähe noch jederzeit verfügbar.

Bei der Känguruh-Methode ist der Weg zur Brustwarze kurz. Ihr Frühchen kann saugen, wann immer es das Bedürfnis danach hat, wenn es Beruhigung, Trost oder Nahrung braucht (siehe Kapitel 11, »Stillen bei der Känguruh-Methode«).

Schützende Begrenzung

Enge Grenzen waren eine typische Eigenart der fötalen Umgebung, vor allem ab 20 Wochen Schwangerschaft. Nach der Geburt wird Ihr Baby nach einer ähnlichen kuscheligen Umgebung suchen, die es in der Gebärmutter erlebt hat. Wie wichtig eine schützende Begrenzung für Ihr Frühchen ist, werden Sie verstehen, wenn Sie es im Brutkasten beobachten. Die Schwester legt Ihr Kind wahrscheinlich in die Mitte des Bettchens. Sobald es sich beruhigt hat, wird es mit einer Reihe winziger Bewegungen beginnen, sich in eine Ecke des Brutkastens voranzubewegen.

Vielleicht kommen Sie eines Tages und finden Ihr Baby an einer Seite oder in einer Ecke des Brutkastens zusammengekauert, die Fußsohle an die Wand gedrückt. Die Kinderschwester sieht das gar nicht gern, weil der kleine Körper Wärme an die Inkubatorwand verliert. Also legt sie Ihr Kind wieder in die Mitte zurück – bis zum nächsten Kontrollgang, bei dem sie es wieder in seine geschützte, enge Ecke gequetscht vorfinden wird.

In dieser Ecke sucht Ihr Baby die schützende Begrenzung, die es in Ihrem Bauch gespürt hat. Es fühlt sich am geborgensten und wohligsten, wenn es an eine Grenze stößt. Beobachten Sie es genau: Es wird tief schlafen, wenn es sich in einer Position zusammengekauert hat (wie Sie in Ihrer Abwesenheit für eine behagliche, eingrenzende Umgebung sorgen können, erfahren Sie in Kapitel 13, »Bessere Bedingungen für Ihr Baby in der Klinik schaffen«).

Eine umhüllende Begrenzung ist auch ein wirksames Mittel, um Reizüberflutung auszuschalten. Ihr Baby nimmt dann weniger von den Umgebungsreizen wahr. Umgeben von schützenden Grenzen ist es dem Luftzug weniger ausgesetzt. Schwankungen der Luftströmung oder Temperatur ändern auch den Atemrhythmus Ihres Kindes und können Hitzeverlust durch Wärmeübertragung oder Verdunstung verursachen. Ein Kind, das von Grenzen umhüllt ist, ist den energiefressenden Schreckbewegungen nicht mehr so hilflos ausgeliefert. Begrenzungen scheinen auch einen Teil der Geräusche der Intensivstation abzublocken. Es ist bekannt, daß Kleidung und andere einhüllende Materialien wie Decken die Aktivität von Babys herabsetzen und beruhigend wirken.

Bei der Känguruh-Methode schaffen Sie Begrenzungen, wenn Sie Ihr Kind zwischen Ihre milchgefüllten Brüste legen und es mit einer Decke zudecken. Oft legen Mütter ihrem Baby eine Hand auf den Kopf und die andere auf den Rücken.

Auch die zusammengekauerte Haltung ist ein Element der Begrenzung. Weil der Platz in der Gebärmutter knapp ist, muß der Fötus seine Beine in den Knien und seine Arme in den Ellbogen anwinkeln. Ein Frühgeborenes ist zu schwach, um seine Muskeln so zusammenziehen zu können, daß es aus eigener Kraft die Fötus-Kauerstellung einnehmen kann; es liegt vielleicht hilflos mit ausgestreckten Ärmchen und Beinchen im Brutkasten.

Wie Sie sich vorstellen können, verlieren Babys in dieser offenen Haltung Wärme, vor allem dort, wo die Arterien am dichtesten unter der Haut verlaufen: an der Armbeuge, der Leiste und der Kniekehle. Wenn Ihr Frühchen seinen Arm oder sein Bein ausstreckt, setzt es diese Stellen der Luft aus.

Eine solche Abspreizhaltung hemmt die Entwicklung eines guten Muskeltonus wie auch die neuromuskuläre Reifung. Forschungen haben erwiesen, daß die Kauerhaltung die Reifung der kindlichen Nervenzellen beschleunigt, was letztendlich die Koordinationsfähigkeit und Gesamtentwicklung fördert.

Bei der Känguruh-Methode wird die Kauerhaltung stabilisiert. Wenn Sie Ihrem Frühchen die Arme und Beine anwinkeln, verhindern Sie, daß die Arterien der kalten Luft ausgesetzt sind. Damit schützen Sie nicht nur wirkungsvoll die Arterien, sondern verringern auch die Oberfläche, an der Wärmeverluste eintreten, um die Hälfte (in Kapitel 10, »Vor, während und nach Anwendung der Känguruh-Methode«, zeige ich Ihnen, wie Sie die Kauerstellung bei Ihrem Baby stabilisieren).

Warum die Känguruh-Methode auch bei Vätern funktioniert

Vielleicht denken Sie nun, das ist ja alles gut und schön, was die Mutter angeht. Aber wie funktioniert die Känguruh-Methode beim Vater? Das Baby war ja schließlich nicht in seinem Bauch.

Trotzdem kann der Körper eines Mannes in vieler Hinsicht genauso wohltuend auf ein Baby wirken wie der einer Frau. Die Beständigkeit des Herzschlags, das Schaukeln durch die Atembewegung und die Wärme des Vaters trösten und beruhigen das Kind. Schon 1913 wurde wissenschaftlich nachgewiesen, daß Herz- und Atemtätigkeit eines Babys regelmäßiger werden, wenn es mindestens fünf Minuten lang ständig rhythmische Geräusche hört. Bei diesen Tönen beruhigen sich die Kinder schneller als bei Stille.

Und obwohl Väter keine großen, weichen Brüste haben, zwischen die sich ihr Baby schmiegen kann, bieten sie ihrem Kind doch eine eigene Art schützender Begrenzung. Väter haben eine feste, tröstliche Art der Berührung, die sich leichter erfahren als erklären läßt. Machen Sie einmal folgendes kleine Experiment: Setzen Sie sich auf einen Stuhl zwischen einen Mann und eine Frau. Bitten Sie beide, Ihnen gleichzeitig eine Hand auf die Schulter zu legen. Sie werden spüren, daß die Männerhand einen relativ größeren Druck ausübt, und die Berührung wird sich fester anfühlen, auch wenn sie sanft ist. Wenn ein Vater sein Kind bei der Känguruh-Sitzung hält, nutzt er seine größeren Hände. Er legt sie beide seinem Baby um den Rücken und umschließt es in seiner warmen, festen, aber sanften Berührung. Ich glaube, daß dieses beschützende Verhalten ebenfalls zum Erfolg der Känguruh-Methode beiträgt. Mehr über die Vaterrolle finden Sie in Kapitel 12, »Speziell für den Vater«.

Die Känguruh-Methode bietet individuellen Schutz

In den 80er Jahren, als die Fortschritte der Intensivmedizin die Überlebensmöglichkeiten von Frühgeborenen steigerten und immer jüngere Babys gerettet werden konnten, stieg die Zahl der Frühgeburten in den Neugeborenen-Intensivstationen dramatisch an. In vielen Kliniken wurden die Stationen ausgebaut, um die Lawine von Frühchen unterbringen zu können.

Obwohl die neuen Räume eine große Anzahl von Babys aufnehmen konnten und leichten Zugang zu den Bettchen ermöglichten, bedeuteten sie für jedes Kind eine stärkere Belastung durch all die schädlichen Umgebungsreize.

Die Mediziner und Schwestern erkannten bald, daß ein reges Treiben alles andere als optimal war; die Intensivstation erlegte den Babys soviel Streß auf, daß sie weniger schliefen. Forscher haben herausgefunden, daß Frühgeborene in Halbisolation viel besser gedeihen. Kleinere, isoliertere Zimmer fördern eine bessere und schnellere Entwicklung, weil dort viele der belastenden Elemente der Intensivstation auf ein Minimum beschränkt sind.

Die Känguruh-Methode bietet die Vorzüge einer individuellen Umgebung. Wenn Sie Ihr Baby zwischen Ihren Brüsten halten, schirmen Sie es vor Luftzug ab. Licht erreicht Ihr Kind nur gedämpft, da Sie es vor grellen Lampen schützen. Ihr Frühchen genießt eine Ruhepause. Die Schwestern verlegen Behandlungsmaßnahmen oft so, daß sie das Baby nicht im Schlaf stören müssen. Ihr Kind schläft mit einem Ohr an Ihrer Brust, dort, wo Ihr Herz schlägt. Das andere Ohr ist den Geräuschen der Intensivstation ausgesetzt, aber ich glaube, daß diese irritierenden Geräusche draußen vor bleiben, weil die Frühchen so tief schlafen.

Die Vorzüge der aufrechten Bauchlage

In einer Känguruh-Sitzung halten die Eltern ihr Baby Brust an Brust in aufrechter Bauchlage. Diese Haltung hat für Ihr Frühchen viele Vorteile. Babys in aufrechter Bauchlage

- schlafen länger und tiefer,
- brauchen weniger Energie,
- ertragen Lärm und Aktivität der Umgebung besser,
- stoßen weniger Nahrung auf.

Liegt ein Kind flach auf dem Rücken, kann es weder seine Gliedmaßen anziehen noch eine schützende Begrenzung spüren. Arme
und Beine sind ausgestreckt und dem Luftzug ausgesetzt. Schauen
Sie sich einmal ein winziges, wirklich krankes Frühchen an. Es muß
auf dem Rücken liegen, damit das Beatmungsgerät gut funktioniert.
Sie werden sehen, wie flach hingestreckt es daliegt. Es wäre für
dieses Baby ein Ding der Unmöglichkeit, seine Arme und Beine
über seinem Körper anzuwinkeln.

Wenn wir dasselbe Baby bei einer Känguruh-Sitzung aufrecht auf
den Bauch legen (was auch mit Beatmungsgerät möglich ist), können wir die Sauerstoffkonzentration und die Beatmungskontrolle
reduzieren, weil das Kind nur noch eine geringere Konzentration
und ein geringeres Volumen an Sauerstoff braucht und auch weniger Atemhilfe benötigt. (Vielleicht entspannen sich die Wände des
Brustkorbs, so daß ein größeres Luftvolumen bei weniger Widerstand einströmen kann.)

Zu berücksichtigen ist allerdings, daß es noch keine ausreichenden
Forschungen über die Känguruh-Methode bei Babys gibt, die noch
an das Beatmungsgerät angeschlossen sind, so daß es schwierig ist,
bereits Schlüsse zu ziehen. Klinische Beobachtungen mit beatmeten
Babys haben jedoch Verbesserungen festgestellt, und falls jemand
anwesend ist, der den Zustand des Frühgeborenen während der
Känguruh-Sitzung sorgfältig überwacht, können die Sitzungen solange fortgeführt werden, wie das Kind keinen Schaden erleidet.

Die aufrechte Bauchlage hat schließlich noch den Vorteil, daß bei
dem Frühchen eine schöne runde Kopfform erhalten bleibt. Die
Schädelknochen des Frühgeborenen sind noch recht formbar und
druckempfindlich. Liegt ein Baby im Brutkasten, ist eine Kopfseite
oder der Hinterkopf ständigem Druck ausgesetzt. Es besteht die
Gefahr, daß das Kind einen länglichen oder platten Kopf bekommt.
Das kann später eine starke soziale Belastung bedeuten, da die
Verformung manchmal bis in die späte Pubertät oder sogar noch
im Erwachsenenalter nicht wieder zurückgeht.

Mit Wasserbetten und Luftkissen wird dem ständigen Druck auf den Schädel entgegengewirkt. Außerdem verändern die Schwestern häufig die Lage des Kindes. Auch die aufrechte Bauchlage sorgt dafür, daß Gewicht und Druck einmal auf einem anderen Teil des kindlichen Schädels lasten.

Die Känguruh-Methode macht stark

Alle Frühgeborenen, egal welchen Alters und in welcher gesundheitlichen Verfassung, ungeachtet individueller Unterschiede in Temperament, Vorlieben und Abneigungen, scheinen mit gleicher Begeisterung auf die Känguruh-Methode zu reagieren. Die Babys haben ihre Mütter so nah, wie sie sie brauchen, damit ihre Bedürfnisse erfüllt werden. Wenn ein Kind seine Haltung verändert, hilft ihm seine Mutter spontan und unbewußt dabei. Ein solches Wechselspiel gibt der Mutter eine Chance, ihre natürlichen mütterlichen Gefühle auszudrücken. Und ihr Baby reagiert wirklich genußvoll auf die liebevolle Berührung seiner Mutter.

Ich glaube, daß Frühgeborene bei der Känguruh-Methode einiges an innerer Stärke zulegen. Sie entdecken an sich die Fähigkeit, ihre Mutter zu beeinflussen, beweisen ihre Saugfähigkeit und können schlafen. Wie Erwachsene schlafen auch Babys dann am besten, wenn sie sich rundum geborgen fühlen. Die Känguruh-Methode ist eine lustvolle Erfahrung für sie, die ein Gefühl der inneren Sicherheit hervorruft. In der innigen, warmen Umarmung ihrer Eltern wird das Leben des Frühchens – wenn auch nur vorübergehend – wieder, wie es war.

8
Eignet sich die Känguruh-Methode für Ihr Baby?

Während einer meiner Aufenthalte am Kadlec Medical Center in Richmond, Washington, erhielt mein Forschungsteam die Möglichkeit, die Känguruh-Methode an einem sehr kleinen, künstlich beatmeten Baby anzuwenden. Graham war nach 30 Schwangerschaftswochen auf die Welt gekommen und wog knapp über 1000 Gramm. Wir beobachteten den kleinen Kerl eine Stunde lang, um die Vergleichswerte für Herz- und Atemrhythmus, Körpertemperatur und andere Lebenszeichen zu erhalten, während er unter dem Wärmestrahler lag.

Wie war der arme kleine Graham aufgeregt und reizbar! Wir mußten seinen Kopf und seine Ärmchen festhalten. Die Schwester legte ihm die Hand aufs Köpfchen, um ihn zu beruhigen, was allerdings wenig Erfolg hatte. Wie es für künstlich beatmete Babys typisch ist, wurde der Kleine schlecht mit allem fertig, was da auf ihn einstürmte.

Wir riefen Grahams Mutter herein, die sich setzte und sich für ihre erste Känguruh-Sitzung fertigmachte. Wir brauchten lange, fast zehn Minuten, um Graham unter dem Wärmestrahler hervorzuholen und ihn mitsamt seinen Kabeln und Schläuchen in eine stabile Haltung auf die Brust seiner Mutter zu legen. Doch dann beruhigte sich der Winzling fast augenblicklich und schlief ein. Wir verfolgten seine Lebenszeichen eine Stunde lang am Monitor.

Als wir Graham wieder zurückbrachten, verzog er das Gesichtchen zu einem stummen Schrei. Der Beatmungsschlauch verhinderte, daß er einen Laut von sich geben konnte, doch wir sahen ihm an, wie sehr ihm die Sache gegen den Strich ging. Er war wirklich arm dran! Carol, seine Kinderschwester, bemerkte: »Graham scheint genauso reizbar zu sein wie vor der Känguruh-Sitzung.«

»Schon möglich«, antwortete ich, »aber seine momentane Unzufriedenheit bedeutet nicht, daß die Sitzung ihm nichts gebracht hat. Er hat eine Stunde Ruhe und entspannten Schlaf genossen, und das ist viel wert.«

Ich war so sehr mit Graham beschäftigt gewesen, daß ich gar nicht bemerkt hatte, wer sonst noch auf der Station war. Die Belegung war durchschnittlich wie anderswo auch: sechs Babys auf der Intensivstation. Während wir Grahams Werte nach der Känguruh-Sitzung maßen, kam die Mutter eines der anderen Frühgeborenen auf uns zu.

»Auch meine kleine Tochter ist leicht reizbar«, sagte sie. »Ist das wirklich schädlich für sie?«

»Es wäre besser, wenn sie ihre Energie fürs Wachsen sparen könnte«, antwortete Joan, eine andere Schwester.

»Ich habe gesehen, wie ruhig und entspannt dieses Baby war, als es bei seiner Mutter gelegen hatte«, sagte die Frau und deutete auf Graham. »Ich würde das mit meinem Baby auch gern machen.«

»Wir würden Ihnen die Känguruh-Methode liebend gern ermöglichen«, antwortete ich. »Aber weil das Verfahren so neu ist, müssen wir uns zuerst vergewissern, daß Ihr Kind wirklich dafür geeignet ist.«

Ist mein Baby reif für die Känguruh-Methode?

Diese Frage ist nicht leicht zu beantworten. Ob die Känguruh-Methode für ein Kind geeignet ist, hängt von vielen Faktoren ab. Das Geburtsgewicht allein ist nicht ausschlaggebend. Ich habe ein winziges Baby mit einem Geburtsgewicht von 800 Gramm gesehen, das nach zwei Wochen reif für die erste Känguruh-Sitzung war, weil ihm eine neu entwickelte *Surfactant*-Therapie (eine Behandlung mit »Schmierstoffen«, die das Zusammenfallen der Lungenbläschen verhindern) früh zu einer besseren, selbständigen Atemtätigkeit verholfen hat. Andererseits habe ich ein 2500-Gramm-Baby in so schlechter Verfassung gesehen, daß sich die Känguruh-Methode bei den vielen Schläuchen und der ständigen Pflege, von denen es abhing, einfach nicht verwirklichen ließ.

Ich möchte hier darauf hinweisen, daß es sehr wenig Untersuchungen über die Känguruh-Methode bei Babys unter 1000 Gramm gibt. Bisher wurde nur eine einzige Studie mit Babys zwischen 1000 und 1500 Gramm durchgeführt. Doch da der Einsatz künstlichen Surfactants zunimmt und bezahlbarer wird, können es die Babys früher und besser verkraften, zur Vorbereitung für die Känguruh-Sitzungen stark bewegt zu werden; der geeignete Zeitpunkt verschiebt sich also immer weiter zurück.

Im allgemeinen geben wir bei einem Gewicht über 1500 Gramm grünes Licht für die Känguruh-Methode, wenn zusätzlich noch folgende Kriterien erfüllt sind:

- Die Schwangerschaftsdauer betrug mindestens 28 Wochen, oder das Konzeptionsalter des Kindes beträgt mindestens 30 Wochen (damit ist die Schwangerschaftsdauer plus die anschließende Lebenszeit gemeint).
- Das Beatmungsgerät ist stabil eingestellt.
- Das Baby liegt im Brutkasten oder im offenen Bettchen.
- Die Medikamentendosis ist inzwischen konstant.

Liegt Ihr Baby unter dem Wärmestrahler, ist es vielleicht noch kein guter Kandidat für die Känguruh-Methode. Daß es die Wärmebehandlung braucht, weist auf einen recht instabilen Zustand hin. Vielleicht sind noch so viele Eingriffe und medizinische Maßnahmen zur Erhaltung seines Lebens nötig – Interventionen von einer Minute zur anderen –, daß es ihm schaden könnte, wenn es von der

Wärmeliege gehoben und in die Känguruh-Haltung gelegt wird. Nach den momentanen Forschungserkenntnissen glaube ich, Sie sollten mit der Känguruh-Methode so lange warten, bis Ihr Frühgeborenes reif für den Umzug in den Brutkasten ist.

Dort wird es bleiben, bis es seine Körpertemperatur halten, konstant Nahrung aufnehmen und 15 bis 20 Gramm täglich zunehmen kann (drei bis fünf Tage lang), und bis es keinen zusätzlichen Sauerstoff mehr braucht. Dann kann es in ein offenes Bettchen übersiedeln. Dieser Umzug findet oft statt, wenn es zwischen 1300 und 1800 Gramm wiegt oder mindestens sieben Tage alt ist, falls sein Geburtsgewicht unter 1500 Gramm lag.

Sie und Ihr Frühchen werden mit der Känguruh-Methode wahrscheinlich beginnen, wenn es noch im Brutkasten liegt. Kommt es dann in ein offenes Bett, sind Sie beide mit den Känguruh-Sitzungen längst bestens vertraut.

Orientierung an den Apgar-Werten

Um zu entscheiden, ob Ihr Baby gleich nach der Geburt für die Känguruh-Methode geeignet ist, können Sie den fünf Minuten nach der Geburt festgestellten Apgar-Wert zu Rate ziehen. Mit Hilfe des Apgar-Tests stellt das Ärzte- und Schwesternteam eine Minute und fünf Minuten nach der Geburt fest, ob Ihr Kind medizinischen Beistand benötigt. Dabei werden fünf wichtige Faktoren geprüft, die Hinweise auf den Gesundheitszustand geben:

1. *Hautfarbe:* Ist Ihr Kind weiß oder blau, bekommt es für die Hautfarbe wenig Punkte. Rosige Farbe wird höher bewertet. Die Hautfarbe ist der empfindlichste Indikator für den Sauerstoff-Sättigungsgrad unmittelbar nach der Geburt.

2. *Herzschlag:* Ein Puls von 120 bis 160 Schlägen pro Minute ist gut. Liegt der Wert unter 100 Schlägen pro Minute, ist die Bewertungszahl niedriger.

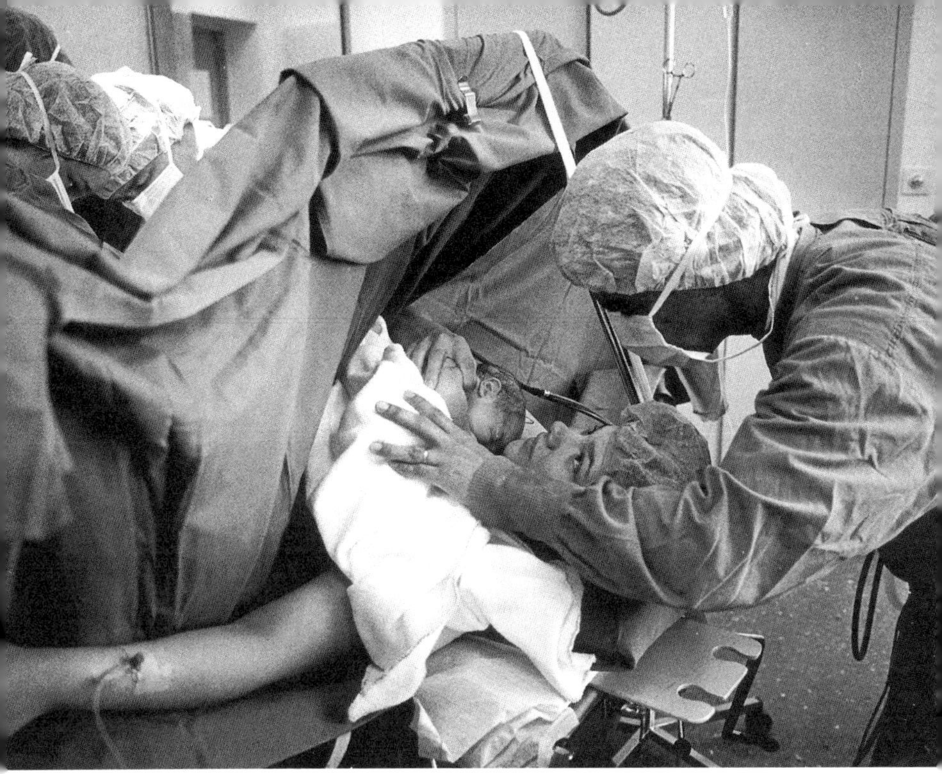

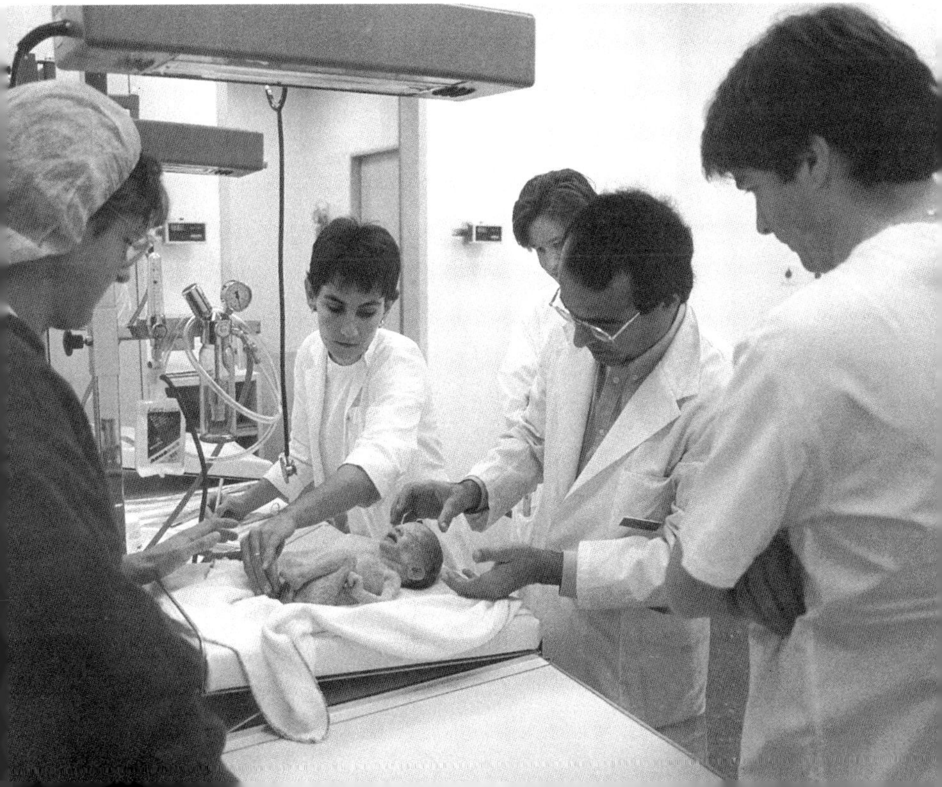

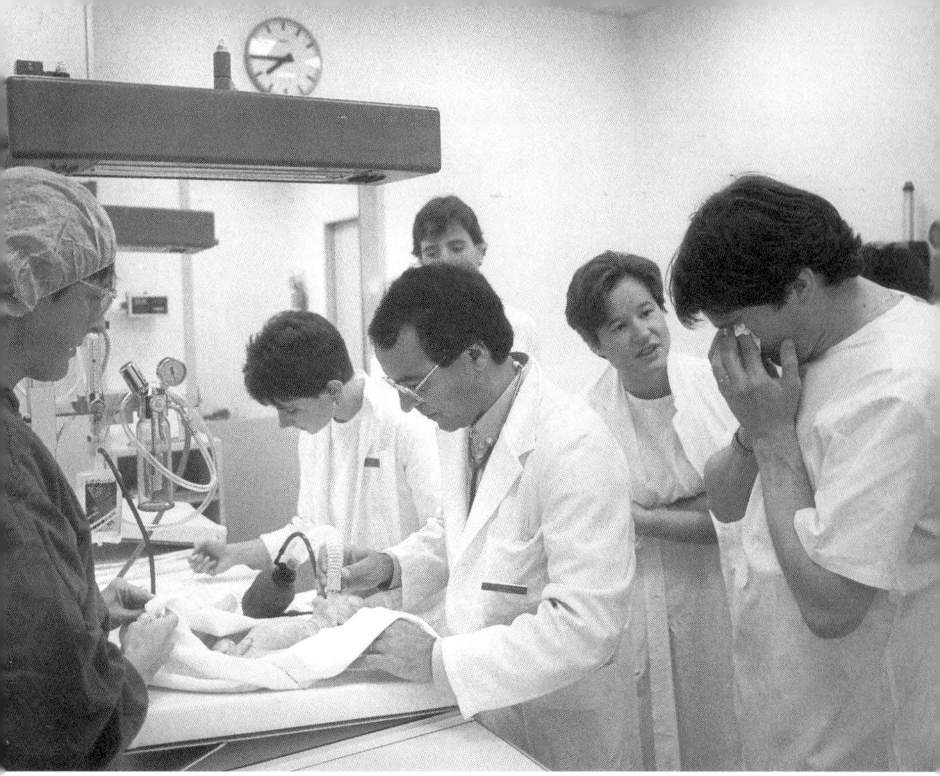

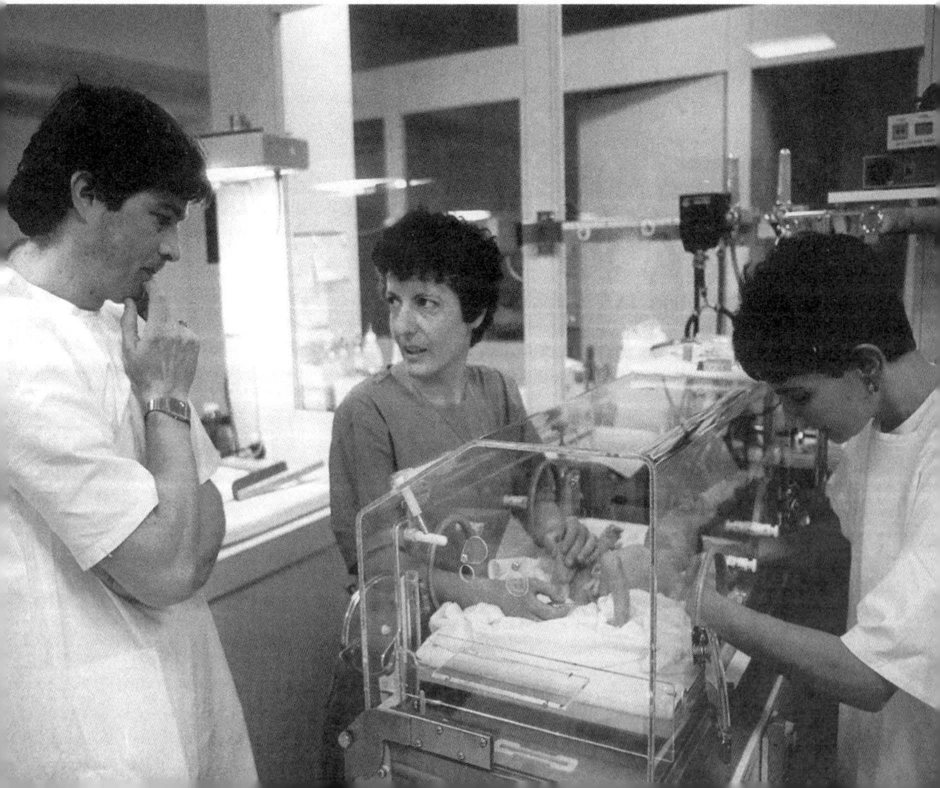

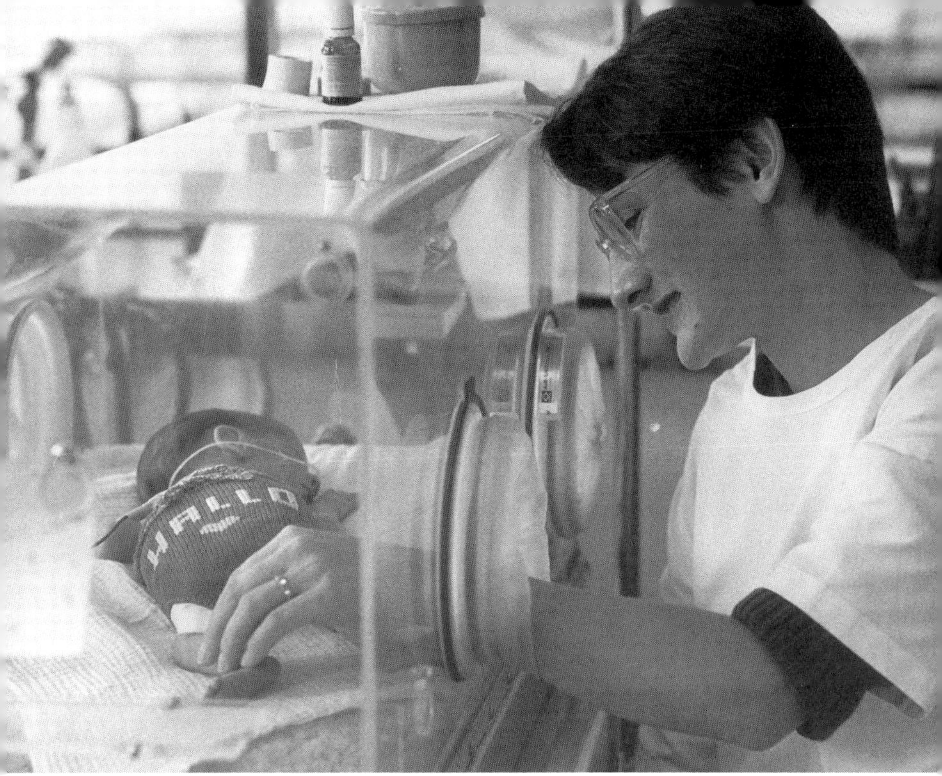
HALLO

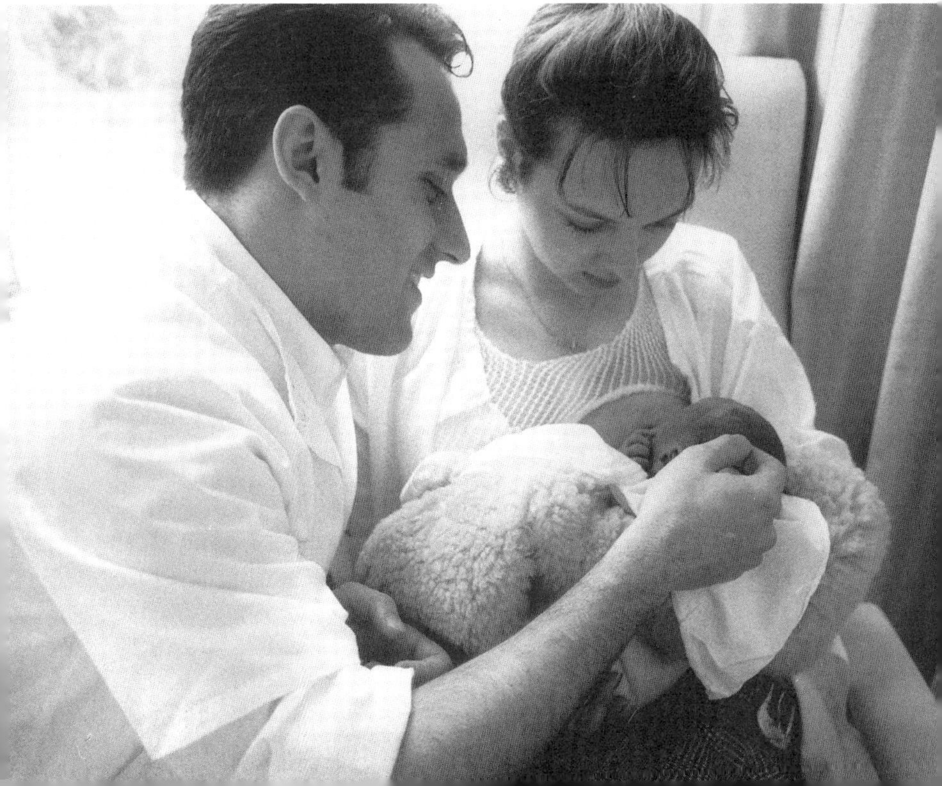

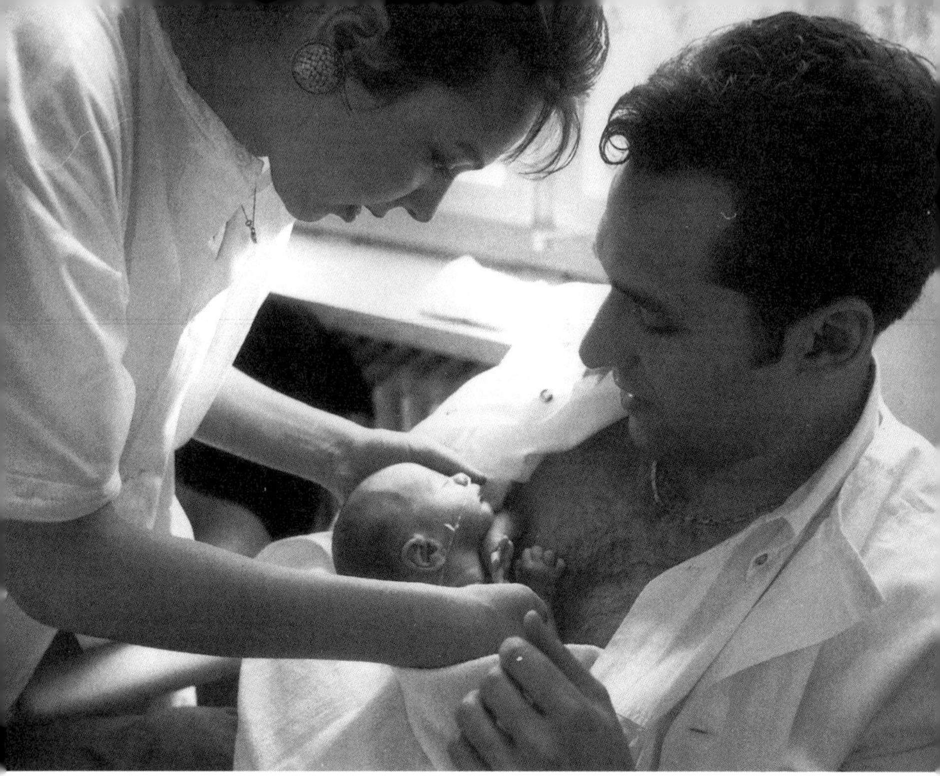

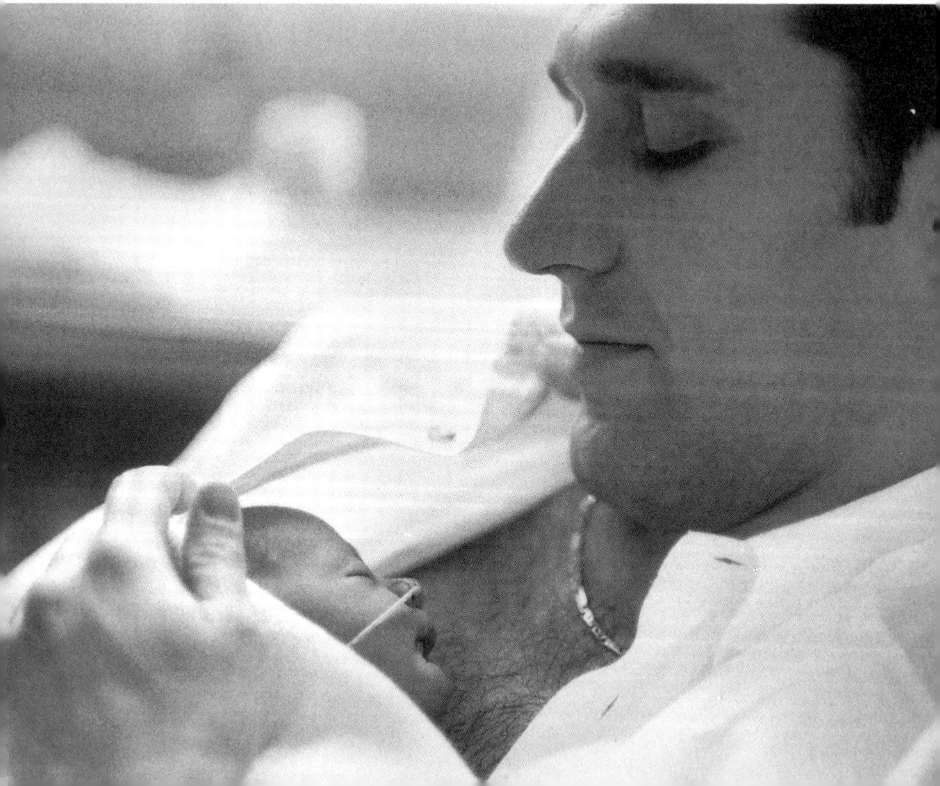

3. *Grimassen:* Wie reagiert Ihr Baby auf die Unannehmlichkeiten seiner neuen Welt? Blinzelt es im grellen Licht und zuckt es bei Berührung zusammen? Sein Unbehagen drückt es durch Grimassen aus. Das Schreien unmittelbar nach der Geburt ist eine positive Reaktion. Es bedeutet, daß das zentrale Nervensystem Ihres Neugeborenen auf seine Umgebung reagiert. Fehlen Grimassen, ist die Bewertung niedrig.

4. *Muskeltonus:* Zum Test der Muskelspannung in den Armen und Beinen Ihres Babys werden seine Gliedmaßen ausgestreckt und wieder losgelassen. Fallen sie schlaff zurück, liegt die Punktzahl niedrig. Bewegt Ihr Baby seine Glieder gezielt, bekommt es eine höhere Punktzahl.

5. *Atmung:* Eine normale Atemtätigkeit von 35 bis 50 Atemzügen pro Minute wird hoch bewertet. Ein schreiendes Baby atmet gut, daher ist Schreien für den Test positiv; ein schwacher oder wenig ausgeprägter Schrei ergibt eine niedrige Punktzahl.

Die niedrigste Bewertung für jedes dieser Kriterien ist 0 Punkte, die höchste 2 Punkte. Ein Baby mit einem Apgar-Wert von 10 ist sehr gesund und kräftig.

Die Apgar-Skala bietet einen Orientierungswert, ob Ihr Frühgeborenes reif ist für die Känguruh-Methode. Selbst bei zurückhaltender Beurteilung läßt sich sagen:

Apgar-Wert von 9 bis 10: Das Frühgeborene ist rundum gesund. Es kann sofort mit der Känguruh-Methode beginnen.

Apgar-Wert von 7 bis 8: Ein gesundes Baby. Mit Känguruh-Sitzungen können Sie wahrscheinlich innerhalb der nächsten zwei Tage beginnen, wenn nicht schon innerhalb der nächsten zwei Stunden.

Apgar-Wert von 5 bis 6: Sie müssen mit der Känguruh-Methode vielleicht drei bis fünf Tage warten.

Apgar-Wert von 0 bis 4: Das Medizinerteam wird so sehr damit beschäftigt sein, diesem Kind zu helfen, daß Sie mit der ersten Känguruh-Sitzung wahrscheinlich frühestens in sieben Tagen beginnen können.

Kriterien für schwächere Babys

Falls das Team in Ihrer Klinik bereit ist, die Känguruh-Methode auch an Ihrem jüngeren, kleineren und weniger gesunden Baby auszuprobieren und dazu bereits Erfahrungen gesammelt hat, können vielleicht folgende Kriterien als Richtschnur dienen:

1. Bei der Geburt muß das Kind nach fünf Minuten einen Apgar-Wert von mindestens 5 erreicht haben.

2. Das Baby hat ein *Gestationsalter* von mindestens 28 Wochen (das heißt, die Schwangerschaft dauerte mindestens 28 Wochen) und ein Konzeptionsalter von 30 Wochen.

3. Das Beatmungsgerät konnte stabil eingestellt werden. In den letzten 12 Stunden mußte die Einstellung nicht geändert werden, um auf Störungen in der kindlichen Atemtätigkeit zu reagieren.

4. Der Katheter in der Nabelarterie oder der Brustkatheter wurden entfernt (oder waren nie nötig). Wie in Kapitel 4 erklärt, steckt dieser Katheter in der Nabelschnur. Wenn Sie Ihr Baby auf Ihre Brust legen, drückt der Katheter womöglich in sein Bäuchlein, so daß er undurchlässig wird oder falsche Werte signalisiert. Brustkatheter sind sehr empfindlich und könnten bei einer Känguruh-Sitzung verschoben werden.

5. Intravenöse Ernährung (wie in Kapitel 4 beschrieben) ist kein Hindernis, solange der Schlauch in der Ellbogenbeuge eingeführt ist. Steckt er dagegen in der Schulter, ist von der Känguruh-Methode abzuraten, da er dort leichter herausrutschen kann als aus dem Arm.

6. Auch eine sonstige Versorgung vom Tropf schließt die Känguruh-Methode nicht aus, solange die Schläuche sicher befestigt sind.

Katheter in der Kopfhaut müssen sorgfältig gesichert sein, damit sie nicht verrutschen.

7. Das Frühgeborene darf Medikamente wie *Theophyllin* (sorgt für eine regelmäßige Atmung) und *Dexamethason* (fördert die Lungenreifung) benötigen, wenn bei den letzten beiden Gaben die Dosierung gleich geblieben ist. Soll Ihr Kind während der geplanten Känguruh-Sitzung von einem dieser beiden Medikamente entwöhnt werden, muß eine sorgfältige Überwachung, wie es auf die Entwöhnung reagiert, gewährleistet sein. Während des Entwöhnungsprozesses sollten Sie die Sitzungen zwischen zwei Medikamentengaben verlegen, nicht direkt vor die Verabreichung einer Dosis.

8. Erhält ein Baby ein Kreislaufmittel zur Regulierung des Blutdrucks, sollten Sie auf die Känguruh-Methode verzichten. Die aufrechte, entspannte Haltung kann den Blutdruck und damit den Arzneibedarf verändern.

9. Das Baby darf Sauerstoff über Kanülen, eine Maske oder einen Schlauch erhalten, aus dem der Sauerstoff ausströmt, doch der Sauerstoffbedarf muß relativ konstant sein.

10. Eine durch Ultraschall diagnostizierte *Ventrikelblutung* ersten oder zweiten Grades darf vorliegen, aber nicht eine Blutung dritten oder vierten Grades. Solche Blutungen geben Hinweise auf Hirnblutungen, die durch Blutdruckschwankungen im Gehirn oder eine Veränderung der Sauerstoffwerte ausgelöst werden. Je niedriger der Grad, desto kleiner die Blutung und desto besser die Kontrollfähigkeit des zentralen Nervensystem des Kindes. Ein Baby mit mittleren oder schweren Blutungen wäre zu krank für die Känguruh-Methode.

11. Darf Ihr Baby oral keine Nahrung zu sich nehmen, wird es vielleicht trotzdem versuchen, während der Känguruh-Sitzungen an Ihrer Brust zu nuckeln. (Schließlich kann es die ärztlichen Anweisungen noch nicht lesen!) Informieren Sie sich, ob Sie es stillen dürfen oder nicht. Kommt Stillen nicht in Frage, können Sie Ihr Kind stattdessen an Ihrem Finger saugen lassen.

Minimalberührungen

»Ich ertrage nur minimale Berührungen.« Möglicherweise werden Sie dieses Schild an der Wärmeliege, am Brutkasten oder am offenen Bettchen Ihres Babys finden. Damit sollen Schwestern und Ärzte vorgewarnt werden, daß dieses Kind mit häufigen medizinischen Eingriffen nicht gut fertig wird. Das heißt ganz und gar nicht, daß Sie soziale Berührungen auf ein Minimum beschränken sollen; gemeint sind nur Berührungen im Zusammenhang mit Pflegemaßnahmen, die leider bis zu 90 Prozent aller Berührungen ausmachen, die Ihr Baby jeden Tag zu spüren bekommt.

Pflege-Berührungen sind sporadisch. Die Schwester dreht vielleicht den Kopf des Babys, bewegt sein Bein oder piekt es in den Fuß. Diese Berührungen setzen immer wieder aus. Vor allem kleine Frühchen reagieren darauf mit einem Abfall ihrer Sauerstoffwerte. Tatsächlich beginnen 75 Prozent der Fälle sinkender Sauerstoffwerte bei Frühgeborenen mit solchen Pflegemaßnahmen. Bei liebevoller Berührung hingegen, wenn Sie zum Beispiel eine Hand auf sein Bein legen und sie dort ruhen lassen, oder wenn Sie es während der Känguruh-Sitzung halten, fühlt sich Ihr Baby geborgen, und die Sauerstoffwerte verschlechtern sich nicht.

Wird bei Ihrem Baby mit einem solchen Schild vor Berührungen gewarnt, sollten Sie die Schwester als erstes fragen:

1. Auf welche Art von Berührungen reagiert mein Baby zur Zeit negativ?

2. Würden Sie die Monitoren beobachten, während ich meine Hand auf sein Bein lege?

Bei Ihnen erfährt Ihr Kind eine länger andauernde Berührung. Beobachten Sie die Reaktion Ihres Babys, während Sie zwei bis drei Minuten lang Ihre Hand auf ihm liegen lassen. Erträgt es Ihre soziale Berührung ohne dramatische Veränderung der physiologischen Werte, dann ist die Känguruh-Methode genau das Richtige für Ihr Frühchen!

Die Warnung ist im Grunde nur eine Anweisung für das Personal, seine pflegerischen Tätigkeiten zu bündeln, damit die Anzahl der Störungen möglichst gering bleibt, und die Wirkung der medizinischen Eingriffe verstärkt zu beobachten. Man nimmt an, daß das zeitliche Zusammenlegen verschiedener Pflegemaßnahmen es dem Kind erleichtert, sich davon wieder zu erholen.

Fragen Sie die Schwester oder den Arzt

Es kann schwierig sein, mit der Känguruh-Methode oder anderen Formen liebevoller Nähe warten zu müssen, wenn man unbedingt endlich damit beginnen möchte. Vergessen Sie nicht, daß für das Ärzte- und Schwesternteam die Gesundheit Ihres Babys an allererster Stelle steht; deren Entscheidungen richten sich nach den momentanen Bedürfnissen Ihres Kindes. Aber die Bedürfnisse von Frühgeborenen ändern sich oft. Sie können sich von einer Woche zur anderen, von einem Tag zum anderen, ja sogar von einer Stunde zur anderen ändern. Machen Sie das Pflegepersonal darauf aufmerksam, wie gern Sie Känguruh-Sitzungen machen möchten, wenn Sie Ihrem Kind damit helfen können; und wenn Sie die besprochenen Anzeichen von Reife erkennen, sollten Sie mit dem Arzt oder der Oberschwester darüber sprechen. Denken Sie daran: Auch Ihre Interessen liegen dem Klinikteam am Herzen.

Zweiter Teil

Die Känguruh-Methode bei Ihrem Frühchen: So wird's gemacht

9
Die besten Zeiten für die Känguruh-Methode

Die Känguruh-Methode ist am wirkungsvollsten, wenn Sie den richtigen Zeitpunkt dafür wählen. Dazu müssen Sie mehrere Faktoren berücksichtigen:
- die Mahlzeiten Ihres Babys,
- die für den Tag geplanten Behandlungsmaßnahmen,
- den Tag-Nacht-Zyklus und den Tagesrhythmus Ihres Babys.

Gehen wir diese Faktoren im einzelnen durch.

Die Mahlzeiten Ihres Babys

Der richtige Zeitpunkt für eine Känguruh-Sitzung kann davon abhängen, ob Ihr Frühchen über die Magensonde ernährt wird oder das Fläschchen bekommt (siehe Kapitel 4, »Der Alltag in der Neugeborenen-Intensivstation«). Im allgemeinen finden es viele Eltern am besten, die Känguruh-Sitzung direkt an eine Mahlzeit ihres Babys anzuschließen. Das ist besonders günstig, weil Ihr Kind dann in einer aufrechten Position (im Gegensatz zum Brutkasten) ist. Eine leicht schräge Haltung kann die Verdauung erleichtern. Und da der Verdauungstrakt Ihres Babys noch etwas unreif ist, trägt die Schwerkraft mit dazu bei, daß die Nahrung im Magen bleibt. Wenn Sie die Känguruh-Sitzung kurz vor einer planmäßigen Mahlzeit beginnen, sollte Ihr Baby auch auf Ihrer Brust gefüttert werden, vor allem, wenn es seine Nahrung über eine Magensonde erhält. Weil Ihr Kind in dieser Haltung entspannt ist, kann es die Milch oder die Fläschchennahrung oft rascher aufnehmen. Die Känguruh-Haltung scheint den Muskelwiderstand gegenüber der Nahrung herabzusetzen.

Wenn Ihr Baby bereits vom Fläschchen trinkt, dann beginnen Sie mit der Känguruh-Sitzung vielleicht am besten ein bis zwei Stunden vor einer Mahlzeit. Dadurch kann sich Ihr Frühchen genügend ausruhen, um Kräfte fürs Saugen aufzubauen (zum Thema »Stillen bei der Känguruh-Methode« siehe Kapitel 11). Doch vergessen Sie nicht, daß viele Babys während der Sitzungen so tief schlafen, daß man sie nur mit Mühe zur Mahlzeit wecken kann. Falls das der Fall sein sollte, teilt Ihr Frühchen Ihnen auf diese Weise mit, daß der angenehme Hautkontakt noch ein bißchen länger andauern möge – mindestens so lange, bis Ihr Kind spontan aufwacht.

Muß Ihr Frühchen zu einem festen Zeitpunkt gefüttert werden, können Sie auf zweierlei Arten versuchen, es zu wecken:

1. Heben Sie Ihr Kind kurz ein wenig in die Höhe, so daß etwas Luft zwischen ihm und Ihrer Brust zirkulieren kann. In kühler Luft wachen Babys oft auf.

2. Legen Sie Ihr Baby mit dem Köpfchen auf eine Hand und stützen Sie mit der anderen seinen Rücken, so daß Sie ihm ins Gesicht schauen können. Heben und senken Sie es, bis es anfängt, die Augen zu öffnen. Dann rufen Sie es leise bei seinem Namen, bis es die Augen ganz offen hat.

Manchmal kann es fünf Minuten oder länger dauern, bis Sie Ihr Frühchen nach wiederholten Versuchen aus dem tiefen Schlaf geweckt haben, den es bei der Känguruh-Methode genießt.

Falls Sie sich nicht nach den Mahlzeiten richten können, sollten Sie daran denken, daß die Känguruh-Methode immer eine Wohltat für Sie und Ihr Kind ist, egal, wann Sie die Sitzungen abhalten können.

Geplante Behandlungsmaßnahmen

Wenn Sie wissen, daß Ihr Baby geröntgt oder an den Augen untersucht werden soll, ist es oft hilfreich, mit der Känguruh-Methode gleich nach dieser Prozedur zu beginnen. Oder wenn Sie wissen, daß eine Kanüle gelegt werden muß und das Pflegepersonal damit einverstanden ist, können Sie vorschlagen, daß Sie Ihr Kind in der Känguruh-Position halten, während die Schwestern die Kanüle einführen. Bei der Känguruh-Sitzung wird Ihr Baby ruhiger sein, und es kann sich nach der Störung auch wunderbar erholen. Im Idealfall sollte eine Sitzung mindestens eine Stunde dauern; sie zwischen zwei Behandlungen zu legen, für die Ihr Frühchen Ihnen weggenommen wird, kann für Sie und Ihr Kind frustrierend sein.

Schon zehnminütige Sitzungen haben positive Auswirkungen gezeigt, aber weil Frühchen so dringend Schlaf brauchen, ist es besser, wenn sie mindestens eine Stunde in der Känguruh-Haltung bleiben können. Doch das ist natürlich kein Muß. Denken Sie nur nicht, daß Sie besser keinen Versuch machen sollten, nur weil Sie keine ganze Stunde dafür Zeit haben! Die Känguruh-Methode ist nicht zeitgebunden, genauso wenig, wie wenn Sie ein anderes Kind im Arm halten. Aber denken Sie daran, daß längere Sitzungen besser sind als kurze.

Der Tagesrhythmus Ihres Babys

Eines der Ziele der Frühgeborenenpflege ist, das Kind beim Aufbau eines Tag-Nacht-Zyklus zu unterstützen, das heißt, tagsüber öfter wach und aufmerksam zu sein, nachts mehr zu schlafen. Das wird nicht nur dem Baby helfen, sich dem Auf und Ab der Aktivitäten bei sich zu Hause besser anzupassen, sondern auch den Eltern, damit sie in den ersten Lebensmonaten ihres Kindes den dringend nötigen Schlaf erhalten.

Unsere Forschungen haben gezeigt, daß die Babys in den Stunden nach der Känguruh-Sitzung durchweg besser schlafen als in den Stunden zuvor. Känguruh-Sitzungen in den Abendstunden können also Ihrem Frühchen helfen, nachts mehr zu schlafen. Wiederholen sich seine Erfahrungen, erwirbt es langsam einen Tag-Nacht-Rhythmus.

Vielleicht können Sie der Intensivstation einen Besuch zwischen 19 und 21 Uhr abstatten, um Ihr Baby im Arm zu halten. Das läßt sich gut mit Ihrer eigenen Arbeitszeit und der des Pflegepersonals vereinbaren und kann dazu führen, daß sich Ihr Frühchen daran gewöhnt, nachts mehr zu schlafen.

Wann Sie Zeit für die Känguruh-Methode finden, wird von Ihrem persönlichen Zeitplan und den Bedürfnissen Ihres Kindes abhängen. Aber wann immer Sie die Sitzungen auch durchführen, seien Sie sich dessen bewußt, daß Sie Ihrem Kind die liebevolle Fürsorge schenken, die ihm helfen wird, sich von den Nachwirkungen der verfrühten Geburt rascher und besser zu erholen.

10

Vor, während und nach Anwendung der Känguruh-Methode

Der große Augenblick ist gekommen. Sie werden jetzt mit der Känguruh-Methode beginnen. In diesem Kapitel erfahren Sie, was Sie erwartet, und was Sie vor, während und nach Ihrer Sitzung zu tun haben.

Machen Sie sich bereit

Bevor Sie Ihr Frühchen in die Arme schließen, treffen Sie einige Vorbereitungen. Entleeren Sie Ihre Blase, bevor Sie die Säuglingsstation betreten, damit Sie den behaglichen Schlaf Ihres Babys nicht zu stören brauchen, wenn Ihr eigener Körper Bedürfnisse anmeldet. Wird sich die Känguruh-Sitzung möglicherweise über eine Ihrer Mahlzeiten erstrecken, tun Sie gut daran, vorher etwas zu essen. Ein knurrender Magen weckt zwar Ihr Kind nicht auf, aber Sie werden sich dabei nicht sonderlich wohlfühlen. Außerdem entscheiden Sie vielleicht spontan, Ihr Baby länger bei sich zu behalten als geplant. Wenn Sie selbst keinen Hunger haben, können Sie Ihre Sitzung nach Wunsch verlängern.

Außerdem sollten Sie ganz gesund sein. Wenn Sie Husten, eine Erkältung, Grippe, eine Magenverstimmung oder Fieber haben, dann verschieben Sie die Sitzung, bis es Ihnen wieder rundum gutgeht. Ihr Baby besitzt zwar eine natürliche Immunität gegen Ihre Keime, vor allem, wenn Sie stillen, aber die anderen Babys auf der

Intensivstation nicht. Solange sie noch so zart sind, ist es am besten, sie von vornherein vor Infektionen zu schützen.

Richten Sie sich in der Klinik ein

Bevor Sie mit der Känguruh-Sitzung beginnen, klären Sie noch nachfolgende Punkte.

Zimmertemperatur

In den meisten Säuglingsstationen wird die Temperatur bei 21 bis 22,5° Celsius gehalten, und das ist auch für Ihre Zwecke genau richtig (Prof. Dr. Versmold vom Universitätsklinikum Berlin spricht von einer Empfehlung von 24 bis 25° Celsius bei größeren und gesunden Kindern und von 28° Celsius bei labilem Gesundheitszustand der Babys und einem Gewicht unter 1000 g, Anm.d.Red.). Falls Sie in einer warmen Klimazone leben, wird die Temperatur in der Intensivstation vielleicht durch eine Klimaanlage geregelt. In diesem Fall sollten Sie sich genau überlegen, wohin Sie sich mit Ihrem Kind zurückziehen. Setzen Sie sich nicht direkt unter die Öffnung eines Luftschachts und auch nicht neben ein Fenster, das in der Nachmittagssonne sehr heiß werden kann.

Forschungen haben ergeben, daß sogar bei einer Zimmertemperatur von 10° Celsius die Babys bei der Känguruh-Sitzung warm bleiben. Doch warum sollte Ihr Baby unnötig belastet werden? In einem warmen Raum geht weniger Energie verloren.

Wenn Ihr Baby aus der Klinik entlassen wird, besitzt sein Körper die Fähigkeit, seine Wärme bei der normalen Zimmertemperatur von 18 bis 20° Celsius zu halten. Wenn Sie die Känguruh-Methode zu Hause fortsetzen möchten, können Sie also sicher sein, daß Ihr Kind bei dieser Temperatur nicht frieren wird.

Luftzug

Dieser Punkt ist etwas komplexer, als es zunächst scheint. Viele Intensivstationen sind mit Be- und Entlüftungssystemen ausgestattet, um die Gefahr bakterieller Infektionen auf ein Minimum zu beschränken. Beim nächsten Besuch stellen Sie sich einmal neben den Brutkasten oder das Bettchen Ihres Babys und achten bewußt darauf, ob Sie einen Luftzug spüren.

Daß Ihr Kind während der Känguruh-Sitzung Zugluft abbekommt, ist nicht wünschenswert. Auch ein Ort, an dem plötzliche und heftige Luftströmungen auftreten können, eignet sich nicht dafür. Mit Türen, die rasch geöffnet werden, kann viel kalte Luft in den Raum gewirbelt werden. In sehr warmen Intensivstationen ist möglicherweise ein Ventilator oder die Klimaanlage eingeschaltet. Von solchen luftumwälzenden Geräuschquellen halten Sie sich lieber fern. In der Zugluft können Sie und insbesondere auch Ihr Baby auskühlen.

Der richtige Stuhl

Früher dachte ich, für die Känguruh-Methode wäre jeder Sessel geeignet, aber im Lauf meiner Studien habe ich gelernt, was für Mütter bequem ist, und habe meine Meinung geändert. Ich empfehle folgendes:

- Der Sessel sollte sich nach hinten neigen lassen, vor allem, wenn Sie mehr als eine Stunde mit Ihrem Baby verbringen wollen oder ein sehr kleines Frühchen haben.
- Rückenlehne und Sitz sollten gut gepolstert sein. Zögern Sie nicht, Ihr eigenes Kissen mitzunehmen, falls der zur Verfügung gestellte Sessel nicht weich genug ist oder im Kreuzbereich nicht genügend Stütze bietet.
- Sie sollten im Sessel schaukeln können. Auch sollte er breite, nicht zu niedrige Armlehnen haben.
- Der Sessel sollte breit sein. In einem schmalen Sessel haben Sie zu wenig Platz, um sich zu bewegen und Ihre Haltung zu verän-

dern. Ist die Sitzfläche breit, können die Schwestern auch kleine, für Ihr Baby benötigte Gegenstände dort ablegen.

- Ein Fußbänkchen ist ein Muß (in der Zeit nach der Geburt brauchen die Füße der Mutter eine Stütze und dürfen nicht herunterbaumeln). Langes Sitzen ist schlecht für den Kreislauf und kann die Bildung von Blutgerinnseln fördern. Falls der Sessel keine eingebaute Stütze hat, können Sie mit Schachteln, Telefonbüchern, einem kleinen Hocker oder sonstigen Fundstücken improvisieren, damit Sie Ihre Beine etwa auf halbe Sitzhöhe hochlegen können.

Bequeme und warme Kleidung für die Mutter

Ziehen Sie kein Kleid, sondern eine Hose oder einen Rock an, denn Sie werden Oberteil und BH ablegen und einen Klinikkittel überziehen. Wiegt Ihr Baby noch unter 1000 Gramm, empfehle ich Ihnen, eine nicht allzu dünne, weiche Jacke mitzubringen, unter der die Kabel, an die Ihr Frühchen angeschlossen ist, verlegt werden können. Liegt Ihr Kind dann auf Ihrer Brust, können Sie die Jacke schließen.

Unserer Erfahrung nach werden Babys über 1000 Gramm keine Temperaturprobleme haben, wenn ihnen eine normale, vierfach gefaltete Klinikdecke über den Rücken gelegt wird. Darunter können Sie den Kittel über Ihr Kind schlagen, so daß Ihre nackte Brust zugedeckt und die Wärme noch besser gespeichert wird.

Stilleinlagen

Frauen, die ihre Milch abgepumpt haben, um sich auf das Stillen ihrer Frühchen vorzubereiten (siehe Kapitel 11), werden wahrscheinlich erleben, daß bei einer Känguruh-Sitzung eine gehörige Portion Milch ausfließt. Bringen Sie zu jeder Sitzung mindestens sechs Stilleinlagen mit.

Babykleidung

Ihr Baby braucht auf gar keinen Fall völlig nackt zu sein. Es sollte sogar eine Windel tragen, damit Sie nicht naß werden (Feuchtigkeit kühlt seine und Ihre Haut aus). Wie groß die Windel ist und wie sie getragen werden sollte, richtet sich nach der Größe Ihres Kindes. Eine Standard-Frühchenwindel ist für sehr kleine Babys oft viel zu groß. Sie bedeckt nicht nur den normalen Windelbereich, sondern auch die Brust und verhindert viel Hautkontakt. Das wiederum heißt, daß Ihr Kind vielleicht auskühlt, weil Ihre Körperwärme nicht zu ihm vordringen kann.

Für sehr kleine Babys gibt ein (krankenhausüblicher) Mundschutz oft eine wunderbare Windel für den Zeitraum einer Sitzung ab. Er kann die kleine Harnmenge aufnehmen, die diese winzigen Babys produzieren, und erlaubt großzügigen Hautkontakt mit Ihnen.

Sollten Sie aber eine Fertigwindel benutzen, dann falten Sie sie so, daß Ihr Baby vom Nabel aufwärts Hautkontakt mit Ihnen hat.

Ein Frühgeborenes unter 1500 Gramm kann bei der Känguruh-Sitzung ein Mützchen und Socken tragen, um es zusätzlich zu wärmen. Die dünnen Mützchen, die auf Entbindungsstationen gang und gäbe sind, nützen jedoch wenig. Obwohl sie billig und einfach aufzusetzen sind, halten sie die Wärme kaum. Wenn möglich, sollten Sie ein weiches, gefüttertes Wollmützchen kaufen. Eine Untersuchung hat gezeigt, daß solche Mützchen sehr gut isolieren und den Sauerstoffverbrauch des Kindes um 14,5 Prozent senken.

Größere Frühgeborene scheinen auch ohne Kopfbedeckung die richtige Körpertemperatur aufrechterhalten zu können. Anschließend erfahren Sie, was Sie tun müssen, wenn Ihrem Frühchen bei der Känguruh-Sitzung zu warm wird.

Babydecken

Eine relativ neue, ganz normale Babydecke ist alles, was Sie brauchen. Alte Decken sind nach häufigem Waschen vielleicht so dünn geworden, daß sie Ihr Baby nicht mehr richtig warm halten und vor

Zugluft schützen. Wenn Sie eine Decke von zu Hause mitbringen, dann waschen Sie sie nach jeder Sitzung.

Ich falte diese Decken anfangs vierfach, und meist fühlen sich die Babys die ganze Sitzung lang damit wohl. Falls Ihr Kind sich jedoch immer noch zu heiß anfühlt, nachdem Sie ihm das Mützchen und die Socken ausgezogen haben, können Sie die Decke einmal auseinanderfalten, gegebenenfalls auch ein zweites Mal. In warmen Ländern habe ich die Decke ganz weggelassen, und die Mütter haben ihre Babys einfach mit dem Klinikkittel zugedeckt. Die Bauch- oder Achseltemperatur Ihres Babys zeigt am besten an, ob es sich wohlfühlt. Falls Sie Zweifel haben, bitten Sie eine Krankenschwester, die Temperatur zu messen.

Wahrung der Intimsphäre

Als wir mit unseren Forschungen über die Känguruh-Methode begannen, erwarteten wir, daß es den Müttern vielleicht unangenehm sein könnte, wenn sie mit entblößten Brüsten dasitzen, bis ihr Baby die richtige Haltung eingenommen hat. Vielleicht wollen Sie sich bei Ihrer ersten Erfahrung mit der Känguruh-Methode hinter einen Wandschirm zurückziehen. Es dauert einige Minuten, bis Ihr Kind und die nötigen Geräte an Ort und Stelle sind, und ein Wandschirm schützt vor unerwünschter Blöße.

Doch bis zur dritten Sitzung haben viele Mütter ihre Verlegenheit so gut wie abgebaut. Im allgemeinen benützen Mütter, die sich an die Känguruh-Sitzungen gewöhnt haben, keine Wandschirme mehr, obwohl das Wissen darüber, daß jederzeit ein solcher Sichtschutz in Anspruch genommen werden kann, auf manche Mütter beruhigend wirkt.

Die richtige Haltung finden

Welche Haltung Sie und Ihr Baby einnehmen, hängt von seiner Reife und seinem Gesundheitszustand ab.

Winzige oder kranke Babys

Schwache Babys mit schlaffen Muskeln können ihren Brustkorb bei der Känguruh-Haltung vielleicht nicht dehnen. Für solche Frühchen ist es schwierig, in einer aufrechten Position das Köpfchen hochzuhalten. Unter solchen Umständen haben sie vielleicht Atemschwierigkeiten, ein Zustand, den man *obstruktive Apnoe* nennt.

Falls Ihr Frühchen unter 32 Wochen alt ist und weniger als 1500 Gramm wiegt oder in sehr schlechter Verfassung ist, müssen Sie es in einer mehr liegenden als aufrechten Position halten. Die Schwester wird Ihnen helfen, den richtigen Winkel zu finden, so daß Ihr Baby auf einer Ihrer Brüste liegt. Falls Ihr Kind im Schlaf seinen Kopf nach vorn beugt, schieben Sie ihn behutsam wieder in eine gerade Haltung zurück, damit die Luftwege offen bleiben. Achten Sie in der ersten halben Stunde nach einer Mahlzeit sorgfältig darauf, ob Nahrung hochkommt (siehe Seite 133).

Bei diesen Frühgeborenen ist es ratsam, mehrere angewärmte Decken zu benutzen. Legen Sie sich eine davon ein paar Minuten lang auf die Brust, bevor Sie Ihr Baby in Empfang nehmen, und lassen Sie die Decke in den ersten drei bis fünf Minuten der Sitzung dort liegen. Dann ist Ihre Haut gut angewärmt. Legen Sie Ihrem Kind eine zweite Decke auf den Rücken. Man nimmt an, daß dies einem sehr kleinen Frühchen hilft, sich vom vorübergehenden Temperaturverlust zu erholen, der möglicherweise eintritt, wenn es aus dem Brutkasten gehoben und auf Ihre Brust gelegt wird.

Künstlich beatmete Babys

Ein Frühgeborenes, das an ein Beatmungsgerät angeschlossen ist, in die richtige Haltung zu bringen, erfordert etwas mehr Vorbereitung und Vorausplanung, da außer Ihrem Kind noch etliche Geräte den Standort wechseln müssen. Bitten Sie zuerst zwei Schwestern, Ihnen dabei zu helfen, Ihr Baby zur Känguruh-Sitzung zu holen. Die eine kann dafür sorgen, daß alle Geräte und Schläuche in der richtigen Position sind, am besten nur an einer Seite Ihres Frühchens entlang aufgereiht. Halten Sie dann das Köpfchen Ihres Kindes, während es die zweite Schwester aus dem Bettchen hebt und Ihnen auf die Brust legt. Eine beim Transport über Ihr Baby gelegte Decke dämpft die Erschütterung und beugt dem Wärmeverlust vor.

Vergewissern Sie sich, daß die Schwestern mit ihren Vorbereitungen fertig sind, bevor Sie Ihr Baby berühren. Der Sessel sollte nahe genug neben den Überwachungs- und Versorgungsgeräten stehen, damit die Beatmungsschläuche und die diversen Kabel und Kanülen nicht unter Zug oder Spannung stehen.

Entscheiden Sie gemeinsam mit den Schwestern, ob Ihr Frühchen Ihnen in den Arm gelegt wird, während Sie neben seinem Bettchen stehen, oder erst, wenn Sie im Sessel sitzen. Nehmen Sie eine bequeme Haltung ein, bevor Sie Ihr Kind in Empfang nehmen. Die »Geräteschwester« wird dann alle Schläuche und Kabel auf die eine Seite Ihres Kindes legen, während es die »Babyschwester« mit einer angewärmten Decke oder Windel zudeckt und ihm die Arme und Beine festhält, damit es beim Transfer nicht um sich schlägt und dabei einen Schlauch verliert. Sobald Ihr Baby richtig liegt, nimmt die Schwester das Tuch wieder ab und legt eine Babydecke über Sie beide, damit Sie es zusammen schön kuschelig haben.

Wenn Ihr Frühchen einen Schlauch zur Beatmung oder zur Unterstützung der Atmung im Hals hat, muß es den Kopf zur Seite drehen, damit die Schläuche und das Gerätezubehör auf Ihren Schultern zu liegen kommen – vielleicht werden diese von den Schwestern dort sogar festgeklebt. Wichtig ist in dieser Situation, daß Ihr Baby sein Köpfchen nicht bewegt, weil dann der Atemschlauch verrücken könnte. Eine halb liegende Position ist für ein Kind mit Beatmungsschlauch wahrscheinlich am bequemsten.

Haltung nach einer Mahlzeit

Wenn Sie direkt nach einer Mahlzeit Ihres Frühchens mit der Känguruh-Sitzung beginnen, dann neigen Sie sich in den ersten 30 bis
45 Minuten am besten nur leicht zurück (im 60-Grad-Winkel),
damit Ihr Baby die Nahrung im Magen behält. Später können Sie
die Lehne weiter nach hinten verstellen und jede Position einnehmen, die Ihnen behagt. Nach dieser Zeitspanne konnten wir keine
Probleme mit dem Hochkommen von Nahrung mehr feststellen,
außer bei Kindern mit *gastro-ösophagealem Reflux.*

Position bei gastro-ösophagealem Reflux

Was hat dieser hochtrabende Ausdruck zu bedeuten? *Gastro* ver-
weist auf den Magen, *ösophageal* auf den Ösophagus, die Speiseröhre, durch die die Nahrung vom Mund in den Magen gelangt.
Reflux heißt, daß die Nahrung nicht im Magen bleibt, wo sie hin-
gehört, sondern in die Speiseröhre und manchmal sogar wieder bis
in den Mund zurückfließt. Leidet ein Baby an diesem Zustand,
besteht die Gefahr, daß es an seiner Nahrung ersticken könnte.
Bei sehr kleinen Frühchen mit unreifem Muskeltonus in Magen und
Speiseröhre kann ein solcher Rückfluß vorkommen, meist innerhalb von 45 Minuten nach einer Mahlzeit. Daher ist es wichtig, daß
Sie mindestens 45 Minuten nach einer Mahlzeit relativ aufrecht
sitzen, wenn Ihr Kind damit Probleme hat.
Falls Sie vorhaben, Ihr »Reflux-Baby« während einer Känguruh-
Sitzung zu stillen, halten Sie es seitlich liegend, während es saugt,
und legen Sie es dann wieder aufrecht auf Ihre Brust, sobald es
fertig mit dem Trinken ist.
In der aufrechten Haltung sollte das Kinn Ihres Kindes leicht nach
oben zeigen, als ob es schnüffeln wollte. Dann ist die Speiseröhre
relativ gerade, was die Wahrscheinlichkeit eines Rückflusses ver-
mindert.

Größere Babys

Wenn Ihr Baby sich entwickelt und heranwächst, können Sie sich allmählich immer aufrechter hinsetzen, ohne daß Ihr Kind Schwierigkeiten in dieser Haltung bekommt. Ab der 34. Woche können Sie fast ganz aufrecht sitzen, und Ihr Baby wird hervorragend mit dieser Haltung zurechtkommen.

Was Sie während einer Känguruh-Sitzung erwartet

Jordan, das Söhnchen von Lois und Allan, war nach 30 Schwangerschaftswochen zur Welt gekommen. Nachdem er Atemschwierigkeiten und eine größere Infektion überstanden hatte, ging es ihm jetzt, im Alter von 35 Wochen, recht gut. Er war ins offene Bettchen umgezogen und konnte aus der Flasche trinken, nahm regelmäßig zu und hatte seine Atmung gut unter Kontrolle.

Eines Morgens, bei der Visite, wurde Jordan als guter Kandidat für die Känguruh-Methode ins Auge gefaßt, doch die Schwestern warnten mich, daß wir schon viel Glück haben müßten, um seine Mutter herzubestellen. Lois hatte noch drei kleine Kinder, die sie schwer zur Betreuung anderswo unterbringen konnte, und sie hatte Jordan noch nicht oft besuchen können. Sie wohnte 60 Kilometer von der Klinik entfernt, und das Auto wurde in der Regel von ihrem Mann benutzt. Aber selbst wenn sie zur Klinik fahren könnte, würde sie doch nicht ihre drei Kleinkinder ohne Aufsicht die zwei, drei Stunden, die unser Forschungsprojekt in Anspruch nahm, im Wartezimmer sich selbst überlassen können.

Als ich Lois anrief und ihr anbot, an meiner Känguruh-Studie teilzunehmen, fragte sie mich, ob das eine besondere Form von Behandlung wäre.

»Wir führen ein Forschungsprojekt durch«, antwortete ich. »Nicht jedes Baby ist dafür geeignet. Aber weil es Jordan jetzt so gut geht, glauben wir, er könnte vom Hautkontakt sehr profitieren. Wenn Sie es schaffen, für die Känguruh-Methode herzukommen, wird Ihnen das wahrscheinlich auch den Schritt erleichtern, Ihren Sohn mit nach Hause zu nehmen.«

Lois sagte uns zu, daß sie am Abend um 6 Uhr in die Klinik kommen würde, wenn Allan sie herfahren und bei ihren anderen Kindern bleiben könnte. Als sie ankam, um die Formulare auszufüllen und die Einwillung zur Teilnahme an unserer Studie zu unterschreiben, bemerkte ich, daß ihre Hände kalt und feucht waren. Ich nahm an, daß sie nervös war.

Nachdem Lois den nötigen Papierkram erledigt hatte, legte ich die Formulare weg, setzte mich neben sie und fragte: »Macht Sie der Gedanke an das, was wir vorhaben, unruhig?«

Lois schaute mich an und sagte: »Wissen Sie, ich habe mein Baby noch nie im Arm gehalten.«

»Dazu haben Sie ja jetzt gleich Gelegenheit«, tröstete ich sie. »Wir werden die ganze Zeit über bei Ihnen sein. Wenn Sie sich unwohl fühlen oder meinen, daß sich Jordan unwohl fühlt, oder wenn Sie gehen müssen, dann sagen Sie es uns einfach, und wir bringen ihn zurück in sein Bettchen.«

Ich begleitete Lois in die Intensivstation. Sie setzte sich in den Sessel, wir stellten einen Wandschirm um sie herum auf und begannen mit unseren Vorbereitungen für die Känguruh-Methode. An Lois' linker Brust, etwa sieben Zentimeter über der Brustwarze, klebten wir mit Pflaster eine Temperatur-Sonde auf (eine Metallscheibe, die auf der Haut aufliegt und die Hauttemperatur mißt). Wir öffneten den Reißverschluß der Nicki-Jacke, die wir ihr gegeben hatten, und zogen den Ausschnitt etwas auseinander, ohne ihre Brustwarzen zu entblößen. Bei Jordan vergewisserten wir uns, daß alle Drähte, die wir (für unsere Studie) an ihm befestigt hatten, um den Herzschlag, die Atmung und die Temperatur zu messen, seitlich am Körper bis zum Fuß hinab verliefen. Wir hoben ihn aus seinem Bettchen und legten ihn seiner Mutter auf die Brust.

Lois streckte nicht spontan ihre Arme nach ihrem Kind aus, wie es viele Mütter tun; deshalb bat ich sie, Jordan festzuhalten, während ich ihre Jacke wieder schloß. Als ich den Reißverschluß bis zum Halsansatz des Babys hochzog, bemerkte ich, daß dieses Frühchen mit den typischen Erkundungsbewegungen begann, die alle Babys bei den Känguruh-Sitzungen anfangs machen. Erst hob Jordan seinen Kopf und stemmte ihn ein bißchen von der Brust seiner Mutter weg, bewegte ihn leicht von einer Seite zur anderen und entschied sich dann für die rechte Brust. Diese benutzte er als Kissen. Er drehte seinen Kopf nach links, so daß das Hauptgewicht auf der gewählten Brust lag (kleinere Babys sind so winzig, daß sie meist zwischen den Brüsten liegen bleiben).

Lois strahlte richtig. »Wissen Sie, ich glaube, er weiß, daß ich seine Mutter bin«, sagte sie.

»Da haben Sie wahrscheinlich recht«, bestätigte ich ihr. »Ihren Herzschlag hat er im Mutterleib schon einmal gehört, dasselbe rhythmische Atmen, dieselbe Stimme. Warum sollte er Sie eigentlich nicht erkennen?«

Kurz darauf rief sie: »Schauen Sie mal! Er bewegt seine Finger. Ich spüre, wie er mit den Fingern und Zehen wackelt.«

»Ja«, antwortete ich. »Babys machen oft solche Greifbewegungen, wenn sie sich entspannen und versuchen, sich in den weichen Körper der Mutter hineinzukuscheln. Aber das dauert nicht lang. Er wird ganz schnell zur Ruhe kommen und einschlafen.«

Wie vorausgesagt, blinzelte Jordan kurz und schloß dann die Augen. Nach drei Minuten hatte er aufgehört, sich einzunisten und den Kopf zu bewegen. Seine Finger und Zehen entspannten sich, und er schlief ein.

Jordan blieb zweieinhalb Stunden relativ ruhig liegen. Während dieser Zeit sagte Lois kein Wort. Sie schaute einfach ihr Baby an und schloß die Augen, öffnete sie alle paar Minuten, als ob sie sich vergewissern wollte, daß es immer noch da war.

Schließlich sagte sie: »Ich kann spüren, wie er atmet. Ich weiß, daß er atmen kann, weil ich es spüre.« Auch sie hatte sich sichtlich entspannt.

Etwa eine halbe Stunde vor dem Ende der Känguruh-Sitzung passierte etwas Überraschendes. Jordan wachte plötzlich auf, schrie etwa drei Sekunden lang heftig und schlief dann genauso plötzlich wieder weiter.

Ich war völlig verblüfft. Jordan war das erste Baby, das während meiner Känguruh-Studie geschrien hatte. Sein Schreien war bewußt, plötzlich, vehement und extrem kurz. Es hörte genauso rasch und spontan auf, wie es begonnen hatte, und schien nichts mit Hunger, Schmerzen oder Langeweile zu tun zu haben – Gründe, warum Kinder normalerweise weinen. Vielmehr schien gar kein Motiv hinter dem Schreien zu stecken, was mich, gelinde gesagt, sehr erstaunte. Ich war besonders beunruhigt, weil ich wußte, daß Lois eine gewisse Scheu hatte, ihr Baby zu halten. Ich wollte nicht, daß sie glaubte, ihre Umarmung hätte das Schreien ihres Sohnes ausgelöst.

Während mir diese Gedanken und Sorgen durch den Kopf gingen, wandte sich Lois mit Tränen in den Augen an mich und sagte: »Sie wissen ja gar nicht, wie lange ich darauf gewartet habe, mein Baby schreien zu hören.« Sie begann zu weinen und ihr Söhnchen zu küssen.

Lois hatte Jordans Schreien als Meilenstein in seiner Entwicklung interpretiert, eine Form der Kommunikation, ein Verhalten, das man von einem normalen Baby einfach erwartete und das eine Kraft voraussetzte, die Jordan vor diesem Moment nicht aufgebracht hatte. Für Lois bedeutete dieses Schreien: »Mein Kind wird es schaffen.«

Lois hatte mir nur eines zu sagen, als wir Jordan für seine Mahlzeit zurück in sein Bettchen legten: »Danke« – ein Wort, das Bände sprach. Und ich wußte, daß aufgrund dieses positiven Erlebnisses Mutter und Kind auf dem besten Weg waren, eine liebevolle und innige Beziehung zu entwickeln.

Die beste Haltung für Ihr Baby

Die Fötalposition (eine Kauerstellung mit angezogenen Armen und Beinen) ist für Ihr Neugeborenes die wohligste Haltung, da es im Mutterleib annähernd dieselbe Haltung eingenommen hat. Wahrscheinlich wird Ihr Baby die Känguruh-Sitzung in dieser natürlichen Haltung beginnen. Während Sie sich im Sessel bewegen und Ihr Kind sich entspannt, wird vielleicht einen Arm oder ein Bein hervorrutschen. Wenn Sie solche unwillkürlichen Bewegungen bemerken, stecken Sie das ausgestreckte Glied einfach wieder unter seine Brust oder seinen Bauch zurück.

Im tiefen Schlaf wird Ihr Baby nicht davon aufwachen, wenn Sie es wieder zurechtrücken. Nach einer Weile werden Sie es so gut abstützen können, daß es schön warm zusammengekuschelt bleibt.

Die Temperatur regeln helfen

Ein Baby bei der Känguruh-Sitzung streckt manchmal einen Arm oder ein Bein unter der Decke oder Bluse hervor. Ein solches Verhalten ist meist gezielt. Es hilft dem Kind, sich abzukühlen, damit es sich nicht überhitzt. Wenn Sie so etwas beobachten, dann achten Sie darauf, ob Ihr Frühchen schwitzt und sich deshalb aus den Decken herauswinden will (das Schwitzen beginnt meist auf der Stirn). Schwitzt es nicht, stecken Sie den Arm oder das Bein einfach wieder unter Ihre Bluse oder die Decke zurück.

Schwitzt Ihr Baby, ist das ein klares Zeichen, daß ihm zu heiß wird. Lassen Sie dann das ausgestreckte Glied wo es ist, und bitten Sie die Schwester, die Bauch- oder Achseltemperatur zu messen. Liegt sie bei 37,4° Celsius und darüber, nehmen Sie das Mützchen ab und bitten die Schwester, in 15 Minuten noch einmal nachzumessen. Ist Ihrem Kind dann immer noch zu heiß, dann können Sie ihm die Söckchen ausziehen.

Auch Sie müssen sich wohlfühlen

Sie sollten auch Ihrem eigenen Wohlbefinden bei der Känguruh-Methode genügend Aufmerksamkeit schenken.

Kein Sitzfleisch mehr?

Meiner Erfahrung nach können es die meisten Eltern gut eineinhalb bis drei Stunden aushalten, bis das »Sitzfleisch« nachläßt. Obwohl mindestens eine Stunde optimal wäre, weil die Frühchen eine solche Erholungspause einfach verdienen, profitieren sie auch schon von einer halbstündigen Känguruh-Sitzung. Sie sollten also nicht unter Gewissensbissen leiden, wenn Sie nur kürzere Sitzungen durchhalten können.

Die Beine

In den ersten sechs Wochen nach der Geburt sollten Mütter alle 60 bis 90 Minuten zwei bis drei Minuten lang aufstehen, um einer Blutgerinnselbildung in den Beinen vorzubeugen. Sie dürfen so weit gehen, wie die Monitorkabeln es Ihnen erlauben. Halten Sie Ihr Baby einfach im Stehen. Und vergessen Sie nicht, beim Sitzen die Beine hochzulegen.

Schlaf

Viele Eltern schlafen mit ihrem Baby auf der Brust ein. Das ist wunderbar! Sie verdienen redlich jede Chance, sich zu erholen, wenn Ihr Kind in der Frühgeborenen-Station liegt. Nutzen Sie diesen friedlichen Moment der Ruhe, und genießen Sie ihn bewußt. Sie können sich darauf verlassen, daß die Schwestern über Ihr Baby wachen, auch wenn Sie selbst schlafen.

Wenn Sie nicht schlafen können, haben Sie vielleicht Lust, einmal in aller Ruhe Musik zu hören? Bringen Sie sich einen Walkman mit, vor allem, wenn Sie eine zwei- bis dreistündige Sitzung vorhaben.

Wasser

In Säuglingsstationen ist es sehr warm. Sie sollten vor Beginn der Sitzung für einen reichlichen Wasservorrat sorgen, vor allem, wenn Sie vorhaben zu stillen.

Zwillinge bei der Känguruh-Methode

Wenn Sie die Känguruh-Methode Ihren Zwillingen zugute kommen lassen wollen, dann achten Sie bitte sorgfältig darauf, beide eine gleich lange Zeit zu halten. Tun Sie das nicht, werden Sie vielleicht zum einen Baby eine stärkere Bindung entwickeln als zum anderen! Wenn Sie beide Frühchen nacheinander halten wollen, empfehle ich in der Regel eineinhalb Stunden für jedes Kind, damit Sie nicht übermüden. Es ist auch möglich, daß Sie Ihre beiden Babys gleichzeitig halten, eines auf jeder Brust; das läßt sich am besten im Liegen bewerkstelligen. Die Mutter kann auch ein Kind halten, während der Vater das andere nimmt (siehe Kapitel 12, »Speziell für den Vater«). Dabei sollten Sie allerdings innerhalb einer Sitzung oder an aufeinanderfolgenden Tagen wechseln, damit beide Babys den Herzschlag ihrer Mutter hören können.

Eine kolumbianische Mutter hielt ihre Zwillinge sechs Stunden lang. Wenn eines an der Brust lag, blieb das andere in der Känguruh-Haltung liegen. Diese Mutter brauchte lediglich die Hilfe der Schwester, um das jeweilige Baby in die richtige Lage zum Stillen zu bringen.

Mütter erzählen mir oft, daß sie bei einer Känguruh-Sitzung sofort die unterschiedlichen Persönlichkeitszüge ihrer Zwillinge wahrnehmen. Ein Zwilling zieht die rechte Brust vor, der andere die linke. Einer schaut gern herum, während der andere lieber schläft. Der eine kuschelt sich aktiv an, während der andere eher träge wirkt. Der eine benimmt sich an der Brust wie ein Piranha, der andere ist ein behutsamer Feinschmecker. Und manchmal erzählen die Mütter auch, wie stark sich ihre Zwillinge zu ähneln scheinen. Die Känguruh-Methode hat einen wesentlichen Anteil am Prozeß, seine Zwillingsbabys anzunehmen und zu unterscheiden.

Und nach der Känguruh-Sitzung?

Wenn sich der Zeitpunkt nähert, daß Sie Ihr Baby in der Intensivstation zurücklassen müssen, schläft es vielleicht noch tief oder ist hungrig. Im tiefen Schlaf bemerkt es den Umzug von Ihrer Brust zum Brutkasten oder Bettchen vielleicht gar nicht und schlummert weiter. Es nimmt gar keine Notiz davon, daß Sie aufstehen, daß es in sein normales Bett zurückkehrt und daß die Schwestern an ihm herumhantieren, es wärmer anziehen oder wickeln und mit all seinen Geräten unterbringen.

Manchmal aber werden die Frühgeborenen durch diese Aktivitäten geweckt. Sollte Ihr Baby aufwachen, dann bleiben Sie möglichst noch etwas länger da, wenn Sie können. Ihre beruhigenden Worte und Liebkosungen werden ihm den Übergang erleichtern.

Manche Frühchen reagieren erregt, verstört oder nervös auf die unangenehme Erfahrung, die Wärme und Behaglichkeit der mütterlichen Brust verlassen zu müssen. Das sollte Sie von der Känguruh-Methode aber nicht abhalten. Das vorübergehende Mißbehagen Ihres Babys ist höchst verständlich. Protestierten Sie nicht auch, wenn man Sie aus einer warmen, angenehmen, vertrauten Umgebung herausreißen und in eine laute, grell beleuchtete, hektische Intensivstation verlegen würde? Die Situation erinnert mich daran, wie man ungefähr vor 30 Jahren mit Säuglingen umging.

»Brave Kinder«

Früher (die Erinnerung daran ist allerdings noch frisch) durften die Eltern ihre Babys und kranken Kinder in der Klinik nur sehr eingeschränkt besuchen. Manchmal gestand ihnen das Pflegepersonal gerade 5 bis 15 Minuten tägliche Besuchszeit zu. Nach diesen Kurzbesuchen reagierten viele Kinder verstört. Sie weinten, weigerten sich, Nahrung aufzunehmen, waren gereizt oder ganz verzweifelt. Der Grund für die Besuchsbeschränkung war, daß es den Babys in Abwesenheit der Eltern »besser« zu gehen schien: Sie waren ruhig, brav und unkompliziert.

Dann nahm eine Psychiatrie-Schwester die Situation genauer unter die Lupe. Sie sagte: »Also wißt ihr, diese Kinder sind gar nicht ruhig und brav. Sie haben Depressionen!« Sie startete eine Untersuchung, wie es sich auf das Befinden der Kinder auswirkte, wenn die Mütter so lange blieben, wie sie wollten. Gemessen wurden folgende Daten: Eßverhalten, Anzahl der Tage, an denen Antibiotika benötigt wurden, Gewichtszunahme, Häufigkeit und Schwere von Komplikationen sowie Verhaltensprobleme (Bettnässen, mangelnde Kooperationsbereitschaft mit anderen Kindern oder mit den Schwestern, Weigerung, Behandlungen durchführen zu lassen).

In sorgfältigen Studien kamen die Forscher zum Ergebnis, daß die Kleinen besser essen und sich weniger oft und für kürzere Zeit regressiv verhalten, wenn ihre Mütter bei ihnen in der Klinik bleiben. Diese bahnbrechende Studie und die vielen anderen Untersuchungen, die sie nach sich zog, haben die Pädiatrie in den USA für alle Zeiten verändert. Jetzt dürfen die Mütter die ganze Nacht bei ihren Kindern in der Klinik bleiben, und Väter und Geschwister können die Kinder- und Entbindungsstation so oft besuchen, wie sie möchten.

Diese Forschungen und die dadurch bewirkten Veränderungen sind auch für die Känguruh-Methode eine wertvolle Lektion. Nur weil Babys weinen, wenn ihre Mütter gehen, heißt das noch lange nicht, daß die Mütter sie gar nicht erst halten sollten! Der vorübergehende Moment des Schmerzes ist die vielen Vorzüge wert, die Ihr Frühchen durch die Känguruh-Sitzung genießt.

Mein Traum für die kommenden Jahre ist, daß die Intensivstationen mit Betten für die Mütter neben den Brutkästen oder Babybettchen ausgestattet werden. Die Mütter könnten dann bei ihren Kindern in der Klinik bleiben, und die Schwestern könnten sämtliche medizinischen Eingriffe erledigen, während die Frühchen auf der Brust ihrer Mutter liegen. Und wenn die Mutter gerade nicht greifbar ist, kann natürlich der Vater einspringen.

Ihre eigene Reaktion

In meinen eigenen Studien habe ich zwar noch keine solchen Beobachtungen gemacht, doch Dr. Dyanne Affonso, Professorin für Familienpflege an der Universität Kalifornien, hat festgestellt, daß einige Frauen während der Känguruh-Sitzungen weinerlich wurden; in ihnen wurden wieder die Gedanken an das Erlebnis der vorzeitigen Geburt wach. Manche spürten wieder die Trauer, die sie bei der Geburt erlebt hatten, und fragten sich: »Was habe ich falsch gemacht? Warum gerade mein Baby? Hätte ich die Frühgeburt irgendwie verhindern können?«

Auslöser dieser Reaktion kann die Wochenbettdepression sein, die normalen Stimmungsschwankungen und Hormonveränderungen, die einer Entbindung folgen. Solche Gedanken sind auch ganz normal. Vielleicht brauchen Sie jemanden, der Ihnen Ihre Gefühle klären hilft: Ihre Angst, daß Ihr Kind sterben oder möglicherweise eine Behinderung davontragen könnte, Ihr Verlustgefühl, weil Sie keine volle Schwangerschaft erlebt und ein Pracht-Baby geboren haben, Ihre Schuldgefühle. Vielleicht haben Sie das Bedürfnis, über Ihre Gefühle zu sprechen und sie mit anderen Eltern, die eine ähnlich traumatische Geburt erlebt haben, zu teilen.

Heute unterhalten viele Kliniken Selbsthilfegruppen für Eltern von Kindern in der Säuglings-Intensivstation; geleitet werden diese Gruppen von Krankenschwestern oder Sozialarbeitern. Solche Gruppen können eine große Hilfe sein; erkundigen Sie sich danach. Und erlauben Sie sich zu weinen, wenn Ihnen danach ist. Sie haben Schlimmes durchgemacht. Weinen kann für Sie eine gesunde Reaktion sein. Und wenn Sie die Gelegenheit hatten, Ihre Gefühle in einer geschützten Situation zu äußern, werden Sie zu Ihrem Kind eine sogar noch stärkere Bindung empfinden.

11
Stillen bei der Känguruh-Methode

Natalie hatte schwer mit den Umständen der Geburt ihres Frühchens zu kämpfen, das mit 34 Wochen zur Welt kam. Wochenbettdepressionen, dazu das Trauma der unerwarteten Geburt und die Bedürfnisse ihrer beiden Kleinkinder laugten sie aus; sie war verzweifelt. Ihren Pflichten konnte sie nur mühsam gerecht werden, und jedesmal, wenn sie ihren kleinen Michael in der Intensivstation des Kadlec Medical Center in Richland, Washington, besuchte, wirkte sie abgespannt.

Eines Tages sprach meine Mitarbeiterin Joan Swinth sie bei einem Besuch an und fragte sie, ob sie an unserer fünftägigen Känguruh-Studie teilnehmen wolle. Natalie willigte ein. Und als Joan Michael zum ersten Mal auf die Brust seiner Mutter legte, konnte sie Natalie leise sagen hören: »Das hatte deine Mami dringend nötig.« Ab diesem Moment bekam Natalie ihre Situation besser in den Griff und konnte die vorzeitige Geburt verarbeiten.

Nach etwa einer Stunde Känguruh-Sitzung forderte Joan Natalie auf, Michael zu ihrer Brustwarze hinunterrutschen zu lassen und ihn zu stillen. Zwar hatte Natalie ihre Brust zur Vorbereitung auf das Stillen immer abgepumpt, aber die Situation war für Mutter und Kind eine große Premiere. Michael fühlte sich an der Brust wie ein Fisch im Wasser. Er gedieh durch die Känguruh-Sitzungen und die Still-Diät so prächtig, daß er sogar noch vor dem fünften Tag der Studie aus der Klinik entlassen wurde!

Warum Stillen das Beste für Ihr Kind ist

Die beste Nahrung für jedes Baby ist im gesamten ersten Lebensjahr die Muttermilch. Und zwar aus mehreren Gründen:

- Sie fördert das Wachstum, weil sie die am besten zu verdauende und die geeignetste Milch für Ihr Baby ist.
- Sie enthält Immunstoffe, die sich nicht in adaptierte Milchnahrung übertragen lassen.
- Sie enthält Stoffe wie Taurin, die das Nervenwachstum fördern (auch adaptierte Milchnahrung wird verstärkt damit künstlich angereichert).
- Das rhythmische Saugen beim Stillen unterstützt die Regulierung des Herz- und Atemrhythmus und bewirkt dadurch, daß das Blut besser mit Sauerstoff angereichert wird.

Ihre Muttermilch – eine spezielle Frühchenmilch

Faszinierenderweise unterscheidet sich die Milch von Müttern mit Frühgeborenen von der Milch, die Mütter mit voll ausgetragenen Babys produzieren. Milch für Frühchen hat einen höheren Anteil an Eiweiß, Natrium und Kalzium als die Milch für normale Babys. Das ist besonders wichtig, weil ein Fötus bis zu den letzten vier Schwangerschaftswochen Knochen und Muskeln aufbaut (im letzten Monat legt er sich nur noch Fettpolster zu). Wenn Sie Ihr Frühchen stillen, wird es also mit dem Normalbaby gleichziehen, was die Knochenmineralisierung (Dichte, Gewicht, Länge und Kalziumeinlagerungen in den Knochen) und die Muskelentwicklung betrifft.

Wie Sie sehen können, ist Ihre Milch genau auf die Bedürfnisse Ihres Kindes abgestimmt! Auch wenn Sie stillen, sollten Sie nicht überrascht sein, wenn Ihr Baby von Zeit zu Zeit ein Fläschchen mit adaptierter Milchnahrung bekommt. Je nach Verfassung braucht es möglicherweise zusätzliches Kalzium und Mineralstoffe.

Ein Frühchen stillen

Obwohl das Stillen so viele Vorteile hat, stillen bedauerlicherweise relativ wenig Mütter, vor allem wenig Mütter von Frühgeborenen. In den Vereinigten Staaten werden weniger als 10 Prozent der Frühchen gestillt (insgesamt stillen etwa 33 Prozent aller Mütter in den ersten drei Monaten).

Das ist zwar zu bedauern, aber verständlich, weil es nicht einfach ist, ein Frühchen zu ernähren. Die meisten Frühgeborenen haben zu Beginn große Schwierigkeiten beim Stillen, und zwar aus mehreren Gründen:

1. *Geringe Saugkraft.* Ein Frühchen ist meist zu schwach, um so kräftig nuckeln zu können, daß es ausreichend Nahrung erhält. Es kann vielleicht nicht so stark saugen, um die ganze Brust zu leeren. Wahrscheinlich braucht es viel länger, die Milch aus der Brust zu saugen, als Milch zu trinken, die ihm aus einem großen Sauger in den Mund fließt.

2. *Mangelnde Koordination zwischen Saugen und Schlucken.* Bei Frühgeborenen unter 34 Wochen arbeitet der Saug-Schluck-Reflex noch nicht richtig, was die Stillfähigkeit weiter begrenzt.

3. *Unerfahrenheit.* Ein Frühchen spielt vielleicht mit der Brustwarze herum, leckt daran, steckt sie in den Mund und hält sie, ohne wirklich daran zu saugen. Es muß erst lernen, was es mit der Brust anfangen soll. Natürlich brauchen auch voll ausgetragene Kinder anfangs vielleicht ein bißchen Nachhilfe, aber eine Mutter kann in der Regel zwei bis drei Tage damit verbringen, ihrem Baby beizubringen, wie es an der Brust zu trinken hat, ohne daß die kleine Fastenzeit schlimme Folgen hätte. Ein Frühgeborenes jedoch kann sich diesen Zeitverlust nicht leisten. Es muß täglich eine gewisse Anzahl Kalorien erhalten.

4. *Ein kleiner Mund.* Der Mund eines Frühgeborenen ist so klein, daß die Brustwarze seiner Mutter vielleicht gar nicht ganz hineinpaßt. Dann zieht das Baby möglicherweise nur wirkungslos an der

Brustwarze, ohne auf die Milch-Reservoirs am Warzenvorhof zu pressen, aus denen die Milch fließt.

5. *Brustmüdigkeit*. Bis ein Frühgeborenes in der Lage ist, seinen ganzen Nahrungsbedarf über die Brust zu decken, bekommt es zusätzlich ausgedrückte Muttermilch oder adaptierte Milchnahrung aus dem Fläschchen. Dort erlebt das Baby, wie auch bei schwachem Saugen die Milch fließt, ganz anders als bei der Brust.

Wegen dieser Schwierigkeiten verliert manche Mutter den Mut, wenn sie ihr Frühchen zu stillen versucht. Bitte bedenken Sie, daß es länger als bei einem voll ausgetragenen Baby dauert, bis sich das Stillen richtig eingespielt hat. Sie müssen sehr viel Geduld und Ausdauer aufbringen – aber es ist kein Ding der Unmöglichkeit. Mit Mut, Unterstützung und positiven Erfahrungen werden Sie auch in der Lage sein, Ihr Frühchen zu stillen. Damit festigen Sie gleichzeitig Ihre Beziehung zu ihm und geben ihm eine wertvolle, gesunde Starthilfe fürs Leben.

Die Känguruh-Methode hilft!

Känguruh-Mütter haben mehr Erfolg beim Stillen. Etliche Studien haben ergeben, daß im Vergleich zu Müttern, die die Känguruh-Methode nicht anwenden, Känguruh-Mütter ihre Frühchen bei der Entlassung aus der Klinik 25 bis 50 Prozent häufiger stillen. Diese Mütter stillen auch oft länger als sechs Wochen nach der Entlassung aus der Klinik und brauchen selten Fläschchennahrung zufüttern, weil sie mehr Milch produzieren. Außerdem gibt ihnen die Känguruh-Methode von Anfang an mehr Gelegenheiten zum Stillen, so daß die Mütter stärker dazu neigen, sich für das Stillen als Nahrungsquelle für ihr Baby zu entscheiden.

Warum fördert die Känguruh-Methode das Stillen? Ich glaube, daß hier folgende Faktoren mitspielen:

1. *Zugang zur Brust*. Die Känguruh-Methode erlaubt es Ihrem Baby, in »kleinen Häppchen« zu genießen. Ihr Kind kann selbst entscheiden, wann es trinken möchte. Es saugt ein bißchen, verdaut und holt sich nach und nach eine zweite und dritte Portion, anstatt alles auf einmal zu sich zu nehmen, alle drei Stunden.

2. *Ständige Verfügbarkeit*. Ihr Baby braucht nicht zu weinen oder zu warten, bis es gefüttert wird. Da es bereits an der Brust liegt, kann es seinen Hunger jederzeit stillen.

3. *Stimulierender Geruch der Muttermilch*. Wenn Ihr Neugeborenes auf Ihrer nackten Brust liegt, kann es die Milch riechen. Vielleicht schnüffelt es ein bißchen an Ihrer Haut und denkt: »Ich riech doch was. Wo ist es denn?« Dann können Sie Ihr Baby zu Ihrer Brustwarze hinunterrutschen lassen, damit es saugen kann.

4. *Stärkung*. Manche Babys schlafen bei der Känguruh-Methode so tief, daß sie nach dem Aufwachen munterer werden und kräftiger nuckeln können.

5. *Lernprozeß durch häufigeres Nuckeln*. Nach einigen Stillerfahrungen entwickelt sich ein positiver Kreislauf: Ihr Baby lernt, Atmen, Saugen und Schlucken zu koordinieren und ernährt sich dadurch effektiver.

6. *Besserer Milchfluß*. Wenn Sie Ihr Baby halten, entspannen Sie sich; der Druck der vorzeitigen Geburt und deren Folgen löst sich von Ihnen. Viele Frauen erleben, daß die Milch kurz nach Beginn einer Känguruh-Sitzung zu fließen beginnt.

Die Vorteile des Stillens bei der Känguruh-Methode

Wir haben entdeckt, daß manche Babys kräftiger saugen und sich für die Nahrungsaufnahme mehr interessieren, wenn sie Haut an Haut auf der Brust ihrer Mutter liegen. Die meisten Frühchen gehen während den Känguruh-Sitzungen an die Brust. Dadurch haben sie frühe Saugerlebnisse, die die Entwicklung des Saug- und Schluck-

vermögens fördern und vielleicht den Übergang von der Sondenernährung zum Fläschchen beschleunigen.

Jedoch nicht bei allen Babys verstärkt die Känguruh-Methode das
Saugverhalten. Frühgeborene unter 1100 Gramm scheinen Mühe
zu haben, die zum Saugen erforderliche Energie aufzubringen. Die
Anstrengung geht einfach über ihre Kräfte. Falls aber Ihr Baby doch
mit verstärkter Kraft saugt, verkürzt sich die Zeit seiner Nahrungsaufnahme.

Während einer Känguruh-Sitzung kann Ihr Frühchen nach Bedarf
und Belieben saugen – die Fachbezeichnung dafür lautet »selbstre-
gulatorisch«. Es wird etwa eine Minute nuckeln und dann einschlafen, so daß sich ein Verhaltensmuster von Saugen und Entspannen,
Saugen und Entspannen usw. einstellt. Obwohl Ihr Baby auf diese
Weise nicht viel Nahrung auf einmal zu sich nimmt, führt es sich
doch kontinuierlich Nährstoffe zu, soweit seine Energie eben reicht.
Ihr Frühchen kontrolliert sein Saugen selbst.

Das hat mehrere Vorteile. Aufgrund dieses Musters von Saugen
und Entspannen nimmt man an, daß bei Känguruh-Babys der Blut-
zuckerspiegel auf einem beständigeren Niveau bleibt als beim periodischen Füttern größerer Milchmengen alle drei Stunden. Ihr
Frühchen kann seinen Fütterungsplan selbst regulieren. Dr. Peter
Gorski, ein Pädiater an der Northwestern University School of
Medicine in Chicago, Illinois, hat festgestellt, daß Babys, die selbst-
regulatorisch saugen können, ihre Nahrung in kürzerer Zeit aufnehmen, mehr davon verdauen, weniger wieder aufstoßen und rascher
zunehmen.

So kommt das Stillen in Gang

Woher wissen Sie, ob Ihr Frühchen Hunger hat? Es wird Ihnen
einige Hinweise geben. Erstens muß es wach sein! Vielleicht macht
es mit dem Mund Suchbewegungen, oder es bewegt seinen Kopf

sogar auf Ihre Brustwarze zu. Vielleicht wirft es den Kopf von einer Seite zur anderen, als wollte es »Nein, nein« sagen. Bei der Känguruh-Methode kann Ihr Baby sich auf die Suche nach Ihrer Brust machen. Ich habe Kinder erlebt, die tatsächlich den Bauch ihrer Mutter hochgekrabbelt sind, um die Brust zu finden.

Wenn Sie solche Hinweise bekommen, drücken Sie auf Ihre Brust (oberhalb der Brustwarze), um ein paar Tropfen Milch herausfließen zu lassen. Damit setzen Sie den Milchfluß in Gang, machen die Brustwarze weich (Ihr Frühchen kann sie so leichter in den Mund nehmen) und stellen eine kleine Milchmenge für den ersten Hunger bereit. Ihr Baby wird also nicht an Ihrer Brustwarze zerren, bis sie wund wird (was Ihre Lust auf das Stillen möglicherweise gedämpft hätte!).

Bei Ihren ersten Stillversuchen sollten Sie sich darüber klar sein, daß es schon ein großer Erfolg ist, wenn Ihr Baby überhaupt ein wenig saugt. Frühchen stupsen und lecken in der Regel an der Brustwarze und stellen Hautkontakt her, aber saugen anfangs noch keine Milch. Kuscheln Sie dann eben mit Ihrem Kind, und bringen Sie es in die richtige Stillhaltung – und fühlen Sie sich nicht entmutigt!

Manchmal schließt Ihr Baby seinen Mund um die Brustwarze, aber bewegt immer noch den Kopf von einer Seite auf die andere. Dann können Sie ihm helfen und seinen Kopf festhalten, bis es sich wirklich festgesaugt hat. Wenn das einmal geschehen ist, entwickelt Ihr Frühchen wahrscheinlich bald ein effektives Saug- und Atemmuster.

Saugmuster

Obwohl Ihr Frühchen vielleicht noch einen relativ schwachen Saug-Schluck-Reflex hat, können Sie mit Stillversuchen schon im Alter von 30 Wochen beginnen. Irgendwann wird es Ihr Kind gelernt haben und dann mehrere Minuten am Stück saugen. Damit Sie beide einen guten Start haben, sollten Sie vielleicht etwas über die Saugmuster Ihres Babys erfahren.

In der ersten Stillminute wird Ihr Frühchen mehrmals rasch zu saugen beginnen – etwa zweimal in der Sekunde. Dabei bekommt es nicht viel Milch. Doch dieses nicht-nutritive Saugen hilft ihm, den Muskeltonus für das überaus wichtige nutritive Saugen aufzubauen, das sich anschließt (ähnlich wie bei einem Sportler, der erst ein paar Aufwärmübungen macht, bevor er loslegt).

Zwischen diesen schnellen Saugbewegungen wird Ihr Baby ab und zu eine Pause einlegen, um Atem zu schöpfen. Versuchen Sie dann nicht, es wieder zurück zur Brust zu drängen, sondern gönnen Sie ihm die Atempause.

In der zweiten Stillminute wird Ihr Frühchen Atmen und Saugen in Einklang bringen. Jetzt braucht es nicht mehr so oft zu saugen – einmal in der Sekunde genügt – und hat auch weniger Pausen nötig. Damit wissen Sie, daß Ihre Milch nur so sprudelt und Ihr Baby beim Trinken auch noch zum Atmen kommt.

Gegen Ende des Stillens geraten vielleicht der Atem und die Saugbewegungen durcheinander. Ihr Kind legt wieder öfter Pausen ein und saugt nicht mehr so regelmäßig. Das ist das Zeichen, daß es müde wird. Versuchen Sie nicht, es wieder zur Brust zurückzubringen, denn es teilt Ihnen mit diesem Verhalten mit, daß es seine Mahlzeit beendet hat.

Mit der Zeit und wachsender Erfahrung wird Ihr Milchfluß einsetzen, kurz nachdem Ihr Baby zu saugen begonnen hat. Das erleichtert die Mahlzeiten erheblich. Ihr Frühchen muß weniger saugen, konzentriert sich statt dessen auf das Schlucken und Atmen und macht nur noch gelegentlich Saugbewegungen, um den Milchfluß zu unterstützen.

Zeichen, auf die Sie achten sollten

Wenn Sie an Ihrem Frühchen irgendwann folgendes beobachten:

- Würgen,
- Blähen der Nasenflügel,
- Keuchende Atemzüge,
- Abfall des Sauerstoffsättigungsgrads auf 85 bis 88 Prozent,

dann hören Sie sofort mit dem Stillen auf. Diese Anzeichen signalisieren, daß die Milch so schnell und stark fließt, daß Ihr Baby den Strom nicht mehr bewältigen kann und Atemschwierigkeiten bekommt.

Drücken Sie Ihre Brustwarze mit dem Finger nach unten, oder stecken Sie Ihrem Kind Ihren kleinen Finger in den Mund, damit es die Brustwarze losläßt. Lassen Sie ihm 15 bis 30 Sekunden Zeit, sich wieder zu fangen und seine Atmung in den Griff zu bekommen, bevor Sie weiterstillen.

Ihnen wird vielleicht auch auffallen, daß Ihr Baby beim Stillen sanft nuckelt oder kräftig zieht, schlückchenweise genießt oder sich gierig den Bauch vollschlägt. Das alles ist normales Stillverhalten. Solange Ihnen Ihr Kind zeigt, daß es zufrieden ist (es ist ruhig, schreit nicht und ist nicht erregt, es zeigt keine Suchbewegungen mit dem Mund), können Sie ihm ruhig seinen eigenen Trinkstil zugestehen.

Die richtige Menge Flüssigkeit und Kalorien

Wenn es den Krankenschwestern in der Intensivstation ein Anliegen ist, daß Ihr Baby eine geregelte Menge Flüssigkeit und Kalorien zu sich nimmt, werden sie Sie bitten, Ihre Milch in einen sterilen Behälter abzupumpen. Die erforderliche Milchmenge wird dann in einen sterilen Wegwerfbeutel abgezogen, der zwischen Ihren Brüsten oder auf Ihrer Schulter befestigt wird. Ein dünner, biegsamer

Schlauch, der vom Beutel wegführt, wird dann so an Ihre Brustwarze gelegt, daß Ihr Baby gleichzeitig am Schlauch und an der Warze saugen wird.

Mit dieser Methode lernt Ihr Kind, daß sich sein Bäuchlein füllt, wenn es saugt. Denken Sie daran, daß es eine Weile dauert, bis Sie Ihre Milchvorräte aufgebaut haben. Der Einsatz dieses kleinen Geräts stellt sicher, daß der Nahrungsbedarf Ihres Babys erfüllt wird. Gleichzeitig lernt es das Trinken an der Brust, während es Sie zur Milchproduktion anregt.

Damit die Milch nicht versiegt

Nach einer Frühgeburt wollen Sie möglicherweise sehr gern stillen, aber Sie können Ihr Baby nicht zu sich nehmen, oder es ist noch nicht in der Lage, an Ihrer Brust zu trinken. In diesem Fall ist es wichtig, Ihre Milchproduktion aufzubauen und zu erhalten, bis Ihr Kind gestillt werden kann.

Trinken Sie täglich acht Gläser Wasser oder koffeinfreie Getränke. Essen Sie 600 kcal mehr als während der Schwangerschaft, um das Kalzium und die Mineralstoffe zu ersetzen, die für die Milchproduktion benötigt werden. Achten Sie auf eine ausgewogene Ernährung.

Gewöhnen Sie sich frühzeitig nach der Geburt Ihres Babys an, regelmäßig Ihre Brust zu massieren und Ihre Milch abzupumpen (oder auszudrücken). Eine Brustmassage vor dem Abpumpen oder Füttern ist wichtig. Das rhythmische Streichen hilft, die Milchgänge zu öffnen, so daß die Milch leichter fließen kann. Bitten Sie die Schwestern, Ihnen die richtige Massagetechnik zu zeigen.

Beim Ausdrücken der Milch oder beim Abpumpen mit einer elektrischen Milchpumpe ist es wichtig, darauf zu achten, daß jede Brust ganz entleert wird. Pumpen Sie jede Brust alle zwei bis vier Stunden 10 bis 15 Minuten lang ab. Beginnen Sie bei einer schwachen bis normalen Einstellung. Wenn Sie fertig sind, stecken Sie einen Finger zwischen Brustwarze und Saugvorrichtung, um die Pumpe zu lösen. Pumpen Sie nur, wenn Sie wach sind, und behalten Sie die Nächte Ihrem dringend benötigten Schlaf vor! Leihen Sie sich nie von jemand anderem eine Handpumpe oder Stillhütchen aus, da sich dort Bakterien angesiedelt haben könnten.

Pumpen Sie die Milch in die sterilen Behälter oder Plastikbeutel, die die Schwestern Ihnen geben werden. Beschriften Sie die Behälter mit Namen und Datum, und stellen Sie die Milch sofort in den Kühlschrank, wenn sie innerhalb von 24 Stunden verbraucht wird, oder frieren Sie die Milch ein, wenn sie länger aufgehoben werden muß. Im Idealfall wird Ihr Baby diese Milch allerdings innerhalb von 24 Stunden trinken.

Muttermilch langsam bei Zimmertemperatur aufzuwärmen ist nicht ratsam, weil sich dabei die Bakterien besonders schnell vermehren. Auf den meisten Intensivstationen wird die Milch rasch in einem lauwarmen Wasserbad auf die richtige Temperatur gebracht. Im Wasserbad erwärmt sich die Milch schneller, ohne hohen Temperaturen ausgesetzt zu sein (hohe Temperaturen zerstören die Immunstoffe). Um den Verlust dieser Immunstoffe zu vermeiden, sollte man auf den Einsatz von Mikrowelle und heißen Wasserbädern verzichten. Am besten ist die Milch natürlich, wenn sie frisch ist!

Eine Vorwarnung: Keine Pumpe stimuliert die Brust so gut wie ein Baby. Vielleicht wird die Milchproduktion sogar zurückgehen. Hier kann Brustmassage helfen. Es ist auch hilfreich, beim Abpumpen ein Foto Ihres Babys anzuschauen oder eine Aufnahme seiner Laute zu hören, um die Milchproduktion anzuregen. Ganz wichtig ist, daß Sie keine Schuldgefühle bekommen, wenn Ihre Milchproduktion schrumpft. Sie kann ja wieder zunehmen. Eine spärliche Milchproduktion bedeutet nicht, daß Sie nicht stillen können. Wenn Ihr Kind an Ihrer Brust nuckelt, wird Ihr Körper auf seine Bedürfnisse reagieren. Die Milchmenge, die Sie von Hand ausdrücken können, ist kein Maß dafür, wieviel Ihr Baby trinken wird.

Um Hilfe bitten

Stillen ist keine Instinktsache. Sonst würde jede Frau stillen! Stillen muß man lernen. Vielleicht brauchen Sie Hilfe, um erfolgreich stillen zu lernen, und dafür wird man Ihnen in der Klinik Verständnis entgegenbringen. Aus diesem Grund gibt es in vielen Intensivstationen eine Stillberaterin. Bitten Sie also um Hilfe, wenn Sie Hilfe brauchen.

Folgende Fragen können Sie in der Intensivstation stellen, um das Stillen möglichst gut in die Klinikroutine einzubringen:

- Wie oft sollen Sie zum Stillen kommen?
- Muß Ihr Baby ein bestimmtes Gewicht oder Alter erreicht haben, bevor Sie mit dem Stillen anfangen können?
- Stellt die Klinik sterile Behälter für die Milch zur Verfügung? Wenn nicht, wo sind sie erhältlich?
- Wie frisch muß die Milch sein, wenn Sie bei einer Fütterungszeit nicht verfügbar sind? Diese Information ist wichtig, damit Sie rechtzeitig vorausplanen können, wann Sie abpumpen müssen.
- Wie lange darf Muttermilch gefroren aufbewahrt werden?
- Gibt es einen Milchpool? (Ihre Milch wird für Ihr Kind aufbewahrt. Eventuell vorhandene Überschüsse werden an andere Babys abgegeben.) Sie selbst bestimmen, ob Sie an einem Milchpool teilnehmen wollen oder nicht. Vergewissern Sie sich, daß die Spenderinnen auf Infektionskrankheiten hin untersucht werden.
- Müssen Sie eine Einwilligungserklärung unterschreiben?
- Können Sie die Klinikpumpe benutzen? Falls nicht, wo können Sie eine Pumpe für den Gebrauch zu Hause mieten?

Stillen nach dem Kaiserschnitt

Oxytozin, das für den Milchflußreflex entscheidende Hormon, löst den Milchfluß aus, indem es die Muskelzellen, die die Milchalveolen umgeben, dazu anregt, sich zusammenzuziehen. Dieses Hormon regt auch die Gebärmuttermuskeln zu Kontraktionen an. Das unterstützt die Rückbildung der Gebärmutter auf ihre frühere Größe und Form und kann sich sogar ganz angenehm anfühlen. Wenn ein Frühgeborenes aber durch einen Kaiserschnitt entbunden wird, können diese Gebärmutterkontraktionen nach der Operation äußerst schmerzhaft sein und die Mutter vom Stillen abhalten.

Bei einer Kaiserschnitt-Geburt kann Ihr Geburtshelfer den Epidural- oder Venenkatheter in den ersten 24 Stunden nach der Geburt noch an Ort und Stelle lassen. Dann können Sie sich bei Ihren Kontraktionen nach Bedarf selbst ein Schmerzmittel verabreichen. Nach der Entfernung des Katheters nehmen Sie orale Schmerzmittel am besten nach dem Stillen, damit die Spitzenwerte des Medikaments im Blut vor dem nächsten Füttern bereits überschritten sind. Lassen Sie sich von Ihrem Arzt bestätigen, daß das Schmerzmittel für stillende Mütter geeignet ist.

Väter und das Stillen

Im Memorial Medical Center in Bakersfield, Kalifornien, erhielten zehn Väter die Gelegenheit, die Känguruh-Methode mit ihren Brutkasten-Babys zu praktizieren (siehe Kapitel 12, »Speziell für den Vater«). Wir waren überrascht, als wir beobachteten, daß die meisten Kinder bei diesen Studien anfingen, an der Brust ihres Vaters zu saugen!

Allgemein herrscht die Annahme, daß der Geruch der Milch ein Baby zur Brustwarze hinzieht. Aber hier machten die Frühchen ohne den sonstigen Anreiz die Brustwarze ausfindig. Möglicherweise beruht deren Anziehungskraft nicht allein auf dem Milchgeruch, sondern ein instinkthafter Trieb der Nahrungsaufnahme veranlaßt die Babys, auch an der männlichen Brust zu nuckeln. Vielleicht spielt auch der optische Reiz der Brustwarze eine Rolle.

Bei einem Bericht über die Eindrücke bei der Känguruh-Methode ließ sich einer der Väter über die überraschenden Versuche seines Kindes folgendermaßen aus: »Trotz des niedlichen Genuckels empfand ich kein Bedauern wegen meiner Unfähigkeit zu stillen.«

Ein anderer Vater fühlte sich bei den Saugversuchen seines Kindes an seiner Brust unwohl. Wir sagten ihm, er solle seinem Frühchen den kleinen Finger in den Mund schieben, um es von seiner Brust zu lösen. Dann gaben wir dem Baby einen Schnuller, um es zum Weiternuckeln auch ohne Milch zu ermutigen.

Saugen ohne Nahrungsaufnahme

Es ist sehr wünschenswert, daß Ihr Baby an seinen eigenen Fingern oder an einem Schnuller nuckelt, wenn Sie nicht verfügbar sind. Einschlägigen Untersuchungen zufolge wirkt sich das Saugen ohne Nahrungsaufnahme in vieler Hinsicht positiv auf Ihr Kind aus:

- Es hilft den Herzrhythmus normalisieren.
- Es kräftigt die Wangenmuskulatur.
- Es befriedigt den Saugreflex.
- Es verbessert die Sauerstoffwerte bei Sondenernährung.
- Es unterstützt die Ausbildung von Saugmustern.
- Es fördert die Gewichtszunahme (obwohl das Baby dabei nicht mehr Kalorien zu sich nimmt).
- Es ist eine Vorbereitung für die Fütterungen, die früher einsetzen können und rascher vor sich gehen.
- »Nuckel-Babys« werden früher aus der Klinik entlassen.
- Zweijährige Nuckler erreichen bessere Werte bei motorischen Tests und Intelligenztests.

Nuckeln ohne Nahrungsaufnahme ist eine der wirkungsvollsten Methoden, um Ihr Baby in einen aufmerksamen Wachzustand zu versetzen, bei dem es Sie anschauen und kennenlernen kann!

12
Speziell für den Vater:
Männer als Känguruhs

An einem Vater habe ich die Känguruh-Methode zum ersten Mal 1988 ausprobiert, bei einer Studie am Hollywood Presbyterian Medical Center in Los Angeles. Jim hatte seine Frau Betsy begleitet, die nun ihr Frühchen hielt. Lisa war inzwischen 33 Wochen alt und wog 1825 Gramm. Sie war ins offene Bettchen umgezogen und sollte am nächsten Tag nach Hause entlassen werden.

Alles lief prima in der dreistündigen Sitzung von Betsy und Lisa. Die Temperatursensoren an Mutter und Kind zeigten, daß Betsys Brusttemperatur immer wieder schwankte, während Lisa schön warm blieb.

Jim kam in den Raum und stellte sich hinter uns. Er sah uns zu, wie wir die Meßwerte seines Babys und seiner Frau ablasen. Als Radio-Ingenieur konzentrierte sich dieser Vater auf sämtliche Anzeigen der Geräte. »Wozu sind denn diese ganzen Kabel da?«, fragte er.

»Wir beobachten die Körpertemperatur Ihres Babys«, erklärte ich, »um uns zu vergewissern, daß es nicht auskühlt. Dieses Kabel (ich deutete auf das Kabel an Betsys Brust) mißt die Temperatur der Haut Ihrer Frau, wie sie auf Lisas Körpertemperatur reagiert.«

Dann blickte Betsy zu ihrem Mann hoch. »Jim«, sagte sie, und ihre Augen glänzten vor Aufregung, »das ist das Wunderbarste, was ich je erlebt habe! Endlich kann ich Lisa im Arm halten.«

Jim wandte sich an mich und sagte schlicht: »Jetzt bin ich dran mit der Känguruh-Sitzung!«

Obwohl ich die Bitte des Vaters gern erfüllen wollte, hatte ich starke Bedenken. Jim war ein großer, schlanker Mann, ohne Fettpolster auf seiner flachen Brust. So konnte er sein Baby nicht vor zirkulierender Luft schützen. Außerdem konnte ich sehen, daß meine Spezial-Nickijacke nie um seine kräftigen Schultern herumreichen würde. Ich traute ihm nicht zu, daß er Lisa wärmen könnte, und ich wollte keine Komplikationen bei einer meiner ersten Studien über die Känguruh-Methode.

Zögernd lehnte ich ab: »Das ist nicht möglich.«

Doch Jim akzeptierte die Absage nicht. »Auch ich habe das Recht, mein Baby im Arm zu halten«, sagte er hartnäckig. »Ich werde den Arzt auffordern, mir die Erlaubnis dazu zu geben.«

Also wurde der Neonatologe herbeizitiert, und der gab Jim tatsächlich die Erlaubnis, seine kleine Tochter zu halten. Er wollte aber selbst dabei bleiben, um sich zu vergewissern, daß Lisa keinen Kältestreß erlitt, falls sich herausstellen sollte, daß Jim sie nicht ausreichend wärmen konnte.

Jim trug nur ein dünnes Baumwollhemd. Wir knöpften es auf und legten ihm Lisa auf die Brust. Das winzige Baby verschwand ganz zwischen seinen großen Händen. Dann legten wir über Lisas Rücken und seine Hände eine Decke. Jim saß im gleichen Sessel, in dem zuvor seine Frau gesessen hatte, während wir ängstlich die Monitoren beobachteten.

Als Jim mein angespanntes Gesicht sah, sagte er: »Keine Angst. Ich halte dieses Baby schön warm. Ich spüre, wie meine Haut meiner Kleinen Wärme spendet. Lisa wird nicht frieren.«

Jim hatte recht. Sein Baby blieb schön warm, meinen Befürchtungen zum Trotz. Nach einer einstündigen Känguruh-Sitzung sagte Jim: »Es war für mich ein großes Geschenk, daß ich gesehen habe, wie gut es Lisa jetzt geht. Sie hat soviel durchgemacht. Ich kann's kaum erwarten, sie mit nach Hause zu nehmen.«

Eine zweite Gelegenheit, die Känguruh-Methode mit Vätern auszuprobieren, bot sich am Kadlec Medical Center, als ich mir zusammen mit Dr. Anderson die Studie an Inkubator-Babys ansah, die in den Genuß dieser Methode kamen.

Kathy hatte Caroline häufig besucht und hätte sie schon immer gern in den Armen gehalten. Heute, nachdem das Baby am Tag zuvor vom Beatmungsgerät abgekoppelt worden war, war es so weit – auch Kathys Mann Marc war mitgekommen.

Als Kathy die Känguruh-Sitzung beendet hatte, wandte sich Marc an unseren Neonatologen Dr. Anthony Hadeed und fragte: »Darf ich auch mal?«

Dr. Anderson war von der Idee begeistert, weil sie in Europa erfolgreiche Känguruh-Erfahrungen von Vätern mit kleinen Brutkasten-Babys miterlebt hatte. Wir beschlossen, Marc die Gelegenheit zu geben, obwohl sein Kind noch recht klein war.

Wieder verlief der Versuch erfolgreich. Marcs winziges Brutkasten-Baby schmiegte sich an seine Brust, packte ein Büschel seiner Haare und lächelte. Wir überwachten den Zustand des Kindes etwa eine Stunde lang, und es ging ihm ausgezeichnet. Es blieb warm und zufrieden und protestierte nur, als wir es von der Brust seines Vaters hoben und in den Brutkasten zurücklegten.

Ich hatte also das Glück gehabt, die Känguruh-Methode mit Vätern sowohl bei einem Inkubator-Baby als auch bei einem Frühchen, das schon im offenen Bettchen lag, zu beobachten. Als sich die Gelegenheit ergab, Väter in Cali, Kolumbien, und in Bakersfield, Kalifornien, in eine Känguruh-Studie einzubeziehen, willigte ich gern ein.

Meine Forschungen mit Vätern in Lateinamerika

1992 ging Dr. Robert Hosseini, ein Mitglied meines Forscherteams, in das Hospital Universitario del Valle in Cali, Kolumbien, um eine Studie über Väter zu leiten, die die Känguruh-Methode innerhalb der ersten 24 Stunden nach der Geburt anwandten.

Wir nahmen eine konservative, abwartende Haltung ein, da wir nicht sicher waren, ob die traditionellen Machos Südamerikas ihre Frühchen überhaupt nach der Känguruh-Methode betreuen wollten. Zum einen waren viele Männer bei der Geburt erst gar nicht in der Klinik, weil die Väter in Kolumbien nicht automatisch frei bekommen, wenn bei ihren Frauen die Wehen einsetzen, und daher gar nicht gefragt werden konnten, ob sie am ersten Tag nach der Geburt an unserer Känguruh-Studie teilnehmen wollen. Zum andern waren die Besuche der verfügbaren Männer oft von kurzer Dauer. Außerdem war den Kolumbianern der Umgang mit Babys nicht vertraut, weil so etwas gemeinhin als Frauensache gilt. Die Känguruh-Methode war eine ungewöhnliche Vorstellung für sie, und viele wollten sich die Sache etwas länger überlegen.

Trotz dieser Hindernisse konnten wir im Lauf von drei Monaten 11 Väter finden, die in die Klinik kamen und ihre Frühgeborenen in einer zweistündigen Känguruh-Sitzung auf ihrer Brust hielten.

Wir baten die Männer, dann zu kommen, wenn ihr Baby gerade eine Mahlzeit erhalten sollte; und während die Mütter stillten, brachten die Schwestern die Väter in den Känguruh-Raum. Dort wurden sie auf Infektionen hin untersucht (beispielsweise Infektionen der oberen Atemwege oder der Haut).

Nachdem den Vätern eine gesunde Verfassung bescheinigt worden war, wuschen sie sich drei volle Minuten lang gründlich die Brust und die Arme (Neugeborene haben eine natürliche Immunität gegen die Keime ihrer Mütter, aber nicht gegen die Keime ihrer Väter). Dann wiesen die Schwestern die Väter an, sich neben das Bett ihrer Frauen in einen Sessel mit gerader Lehne zu setzen.

Jeder Vater bekam eine saubere Klinikdecke über den Schoß; dann wurde ihm das Baby überreicht, das gerade fertig mit dem Trinken war. Das Frühgeborene trug Windel, Mütze und Söckchen. Wir falteten eine weitere saubere Babydecke vierfach zusammen und legten sie dem Kind über den Rücken. Das Baby wurde an alle nötigen physiologischen Meßgeräte angeschlossen (die den Herzschlag, die Atemfrequenz, das Atemmuster sowie die Temperatur auf der Haut, den Zehen und im Körperinneren feststellten), damit wir sehen konnten, wie das Frühchen auf die Umarmung seines Vaters reagierte.

Und wie erging es den Babys? Genau wie bei ihren Müttern verschliefen die Kinder den größten Teil der Känguruh-Sitzung. Sie wirkten entspannt und schienen sich wohlzufühlen.

Unsere wissenschaftlichen Ergebnisse zeigten, daß die Babys gut auf ihre Väter ansprachen. Herzrhythmus, Atemfrequenz und Atemmuster waren klinisch normal. Die Kinder wurden wärmer, zu warm sogar. Das schien ein Hinweis für uns, daß Väter nicht über den Mechanismus verfügen, die Körpertemperatur ihrer Babys zu regulieren, wie Mütter es können. Doch diese Erwärmung entsprach auch unseren Erwartungen, weil in Cali tropisches Klima herrscht. Die durchschnittliche Zimmertemperatur beträgt dort 35 bis 37 Grad Celsius, dazu kommt eine hohe Luftfeuchtigkeit.

Die Väter benahmen sich wie die meisten Männer, wenn sie ihrem Frühchen zum ersten Mal begegneten: Sie unterhielten sich meist mit ihren Frauen und machten nur wenig Versuche, einen Kontakt zum Neugeborenen herzustellen. Das war eigentlich ganz angebracht, weil wir gern wollten, daß die Babys schliefen. Diese Väter, die zum ersten Mal in ihrem Leben so winzige Kinder im Arm hielten, reagierten auf sie ganz angemessen: Sie ließen schlafende Babys schlafen.

Die Reaktion der Väter auf ihre Erfahrung war überwältigend positiv. Einer der Väter bemerkte: »Ich war sehr neugierig und fürchtete mich auch ein bißchen, weil es das erste Mal war. Aber das Baby schlief weiter, erfüllt von sehr viel Liebe.« Ein anderer hatte einen regelrechten Gefühlsausbruch: »Ich bin sehr glücklich, daß ich mein Baby auf meinem Körper spüre. Das hat mich mit einer riesigen Freude erfüllt. Ich hatte noch nie solche Glücksgefühle.«

Studien über die Känguruh-Methode
mit Vätern in den USA

Die Daten der Studie aus dem kolumbianischen Cali regten an, daß wir untersuchen sollten, ob der Erwärmungsvorgang typisch für Känguruh-Sitzungen mit Vätern wäre, ungeachtet des Klimas. Aus diesem Grund führten wir eine zweite Känguruh-Studie mit Vätern durch, diesmal am Memorial Medical Center in Bakersfield, Kalifornien.

Wir beobachteten die Frühgeborenen nach einer Mahlzeit 30 Minuten lang in ihren Brutkästen, überließen sie dann zwei Stunden ihren Vätern und beobachteten sie anschließend noch einmal 30 Minuten, wieder in den Brutkästen. Auf diese Weise konnten wir Daten über 10 Babys und ihre Väter sammeln.

Wir beobachteten den Herzrhythmus, den Atemrhythmus, die Sauerstoffwerte, das Atemmuster, die Temperatur am Bauch, an den Zehen und im Körperinneren. Wir notierten auch von Minute zu Minute den Zustand der Babys, ob sie wach waren, schliefen, weinten, aktiv oder inaktiv waren.

Wie erwartet wurden alle Kinder warm, schliefen ein, wirkten glücklich, lächelten oft und nuckelten sogar an der Brust ihres Vaters. Und wie wir gehofft hatten, kamen von den Vätern starke, rührende Reaktionen.

Die Reaktionen der Väter

Die Känguruh-Methode entfaltete auch bei den Babys in Bakersfield den gewohnten Zauber. Noch wichtiger: Die Väter fühlten sich angespornt, sich bei der Pflege ihrer Frühchen zu engagieren. Sowohl Väter, die erstmals ein Kind hatten, als auch erfahrene Väter äußerten sich über die positiven Gefühle, die sie nach der Känguruh-Sitzung für ihre Babys hatten. »Vor dem Experiment freute ich mich schon darauf, Daniel mit nach Hause zu nehmen«, erklärte John. »Jetzt kann ich's kaum noch erwarten. Ich bin nicht mehr so ängstlich, wenn ich ihn im Arm halte, und mag ihn jetzt gar nicht gern verlassen. Meine Bedenken, ob ich überhaupt fähig bin, mit ihm umzugehen, haben sich zerstreut. Ich habe die Erfahrung sehr genossen und empfinde tatsächlich eine größere Nähe zu ihm.«

Ein anderer Vater erklärte uns, wie lange er gebraucht hatte, um eine Beziehung zu seinen anderen Kindern aufzubauen: »Die tranken und schliefen nur, sonst nichts. Bis zum Kleinkindalter fand zwischen uns kein Austausch statt.« Nach seiner Känguruh-Erfahrung fühlte er sich diesem Kind jetzt bereits näher als damals seinen anderen beiden Babys. »Schon in diesem frühen Alter sehe ich viel größere Möglichkeiten, Freude an meinem Kind zu empfinden«, schrieb er auf sein Befragungsblatt. »Ich sehe die Kleine jetzt anders, habe einen viel besseren Zugang zu ihr!«

Im allgemeinen reagierten die Väter mit echter Herzenswärme; ihre Kommentare ließen erkennen, daß der wichtige Bonding-Prozeß begonnen hatte. Wie ein Vater erklärte: »Ich fand es toll, wie er schlief und sich bei mir so wohlzufühlen schien.« Die Känguruh-Methode hat für unsere Versuchspersonen wohl eine wichtige Rolle dabei gespielt, die Bindung zwischen Vater und Baby zu festigen.

Die Temperatur der Vaterbrust

Eine der ersten Entdeckungen bei unseren Känguruh-Studien mit Müttern war die Fähigkeit der mütterlichen Brust, durch eigene Temperaturveränderungen die Körperwärme des Babys zu regulieren. Um zu sehen, ob auch Männer dazu in der Lage wären, befestigten wir ihnen einen Sensor auf der Brust, und zwar auf der rechten Seite, damit wir nicht die vom Herzen erzeugte Wärme, sondern wirklich die Brusttemperatur messen konnten.

Wir fanden heraus, daß bei allen Vätern die Brusttemperatur höher war als nötig, um ihre Babys vor dem Auskühlen zu schützen. Doch wie uns bereits in Kolumbien aufgefallen war, konnten die Väter ihre Körpertemperatur offensichtlich nicht den Bedürfnissen ihrer Frühchen anpassen. Daher wurde den kolumbianischen Babys auf der Brust ihrer Väter zu warm. Doch die Frühgeborenen in der Bakersfield-Studie (in gemäßigter Klimazone und außerdem bei eingeschalteter Klimaanlage) hatten keine überhöhte Temperatur, obwohl die Brusttemperatur ihrer Väter genauso hoch war wie die der Südamerikaner.

Daraus schlossen wir, daß die Erwärmung der kolumbianischen Babys wohl auf die relativ hohe Zimmertemperatur und Luftfeuchtigkeit zurückzuführen war und daß wir daher in wärmeren Klimazonen sehr vorsichtig bei unseren Känguruh-Studien mit Vätern sein müßten. Es galt, frühzeitig für Maßnahmen zu sorgen, die eine Überhitzung verhindern würden.

Was ist zu tun?

Da die Känguruh-Methode sich auch bei Vätern und ihren Babys so positiv auswirkt, möchten Sie es vielleicht ebenfalls damit versuchen. In diesem Fall halten Sie sich bitte an die Empfehlungen und Regeln aus Kapitel 10, »Vor, während und nach Anwendung der Känguruh-Methode«, außerdem an folgende Ratschläge:

1. Vergewissern Sie sich, daß Sie ganz gesund sind. Wenn Sie husten, an Erkältung, Grippe, Fieber oder einer Magen-Darm-Störung leiden, verschieben Sie Ihre Sitzung, bis Sie völlig wiederhergestellt sind. (Babys besitzen eine natürliche Immunität gegenüber den Keimen ihrer Mütter, vor allem, wenn sie gestillt werden; das gilt aber nicht für die väterlichen Keime.)

2. Nehmen Sie sich nicht zuviel vor. Zwei Stunden scheinen die Belastbarkeitsgrenze eines Vaters zu sein. Ein bis eineinhalb Stun-

den sind für eine Känguruh-Sitzung mit Ihrem Baby auf jeden Fall angemessen.

3. Schrubben Sie sich gründlich. Die Schwester wird Ihnen erklären, wie Sie Arme, Finger, Hände, Hals, Schultern und Brust reinigen sollen. Das kann entscheidend sein, um Infektionen abzuwenden. (In Europa duschen die Väter vor einer Känguruh-Sitzung lediglich und ziehen saubere Kleidung an.)

4. Ziehen Sie sich eine frische, bequeme Hose an.

5. Sie bekommen zwei saubere Decken: Eine legen Sie sich über den Schoß, mit der anderen decken Sie den Rücken Ihres Babys zu.

6. Wenn Ihnen Ihr Baby auf die Brust gelegt wird, achten Sie darauf, daß die zusammengefaltete Decke seinen Rücken ganz bedeckt. Sie können Ihr Kind mit Ihren Händen umfassen und sein Köpfchen stützen.

7. Sie können sich mit Ihrem Baby ruhig bewegen und Ihre Haltung verändern. Sie können sogar aufstehen und sich einen Schritt vom Sessel entfernen, solange Sie auf die Kabel achten und das Köpfchen Ihres Frühchens abstützen, damit es nicht nach vorn und hinten kippt. Bewegung tut dem Kreislauf in Ihren Beinen gut.

8. Machen Sie sich darauf gefaßt, daß Ihr Baby Ihnen womöglich an die Brust geht. Nach kurzem Nuckeln begreift es vielleicht, daß Ihre Brustwarze nichts hergibt, hört auf zu saugen und schläft wieder ein. Falls Ihnen das Genuckel an Ihrer Brust unangenehm sein sollte, lösen Sie Ihr Kind behutsam, indem Sie ihm Ihren kleinen Finger in den Mund schieben und es von Ihrer Brustwarze sanft entfernen. Bieten Sie ihm einen Schnuller an, mit dem es sein Saugbedürfnis befriedigen kann.

9. Stellen Sie sich darauf ein, daß es warm wird. Babys heizen bei der Känguruh-Sitzung ziemlich auf, und Sie werden überrascht sein, wie heiß es Ihnen selbst werden kann. Ein bereitstehendes Glas Wasser kann hier willkommen sein.

10. Sie können sich ruhig mit den Leuten in Ihrer Umgebung unterhalten. Ihr tief schlafendes Baby sollte davon nicht aufwachen.

Als Ergebnis unserer Forschungen kann ich eindeutig feststellen, daß Väter genauso dazu fähig sind wie Mütter, ihrem Baby eine Ruhepause von ihrer Umgebung zu verschaffen und sie vor der Reizüberflutung der Neugeborenen-Intensivstation abzuschirmen. Der Rest bleibt Ihnen überlassen!

13

Bessere Bedingungen für Ihr Baby in der Klinik schaffen

So gern Sie vielleicht möchten, können Sie doch nicht immer bei Ihrem Baby in der Intensivstation sein. Der Klinikalltag ist stark auf die Routine und die Aufgaben des Personals hin zugeschnitten. Wie zu Hause fühlt man sich dort jedenfalls nicht! Wenn ein Kind zu Hause schläfrig wird, können Sie das Telefon aushängen und die Rolläden schließen. Wenn es aufwacht, sind Sie gleich bei ihm. Wenn es weint, nehmen Sie es auf den Arm, stillen es oder ziehen ihm eine frische Windel an. So gehen Sie auf seine Bedürfnisse ein. Sie lassen Ihr Baby schlafen, wenn es schläft, und spielen mit ihm, wenn es wach ist.

Wie ich in Kapitel 4 erklärte, gehen die Reize auf der Intensivstation oft völlig an den Bedürfnissen der Frühgeborenen vorbei. Das Personal orientiert sich nicht daran, was Ihr Baby im Moment braucht oder verkraften kann. Da außer Ihrem Kind auch noch andere kleine Patienten die Aufmerksamkeit der Schwestern und Ärzte in Anspruch nehmen, sind *Sie* die beste Person, um eine individuelle, auf kindliche Bedürfnisse abgestimmte Versorgung Ihres Babys in der Intensivstation in Gang zu bringen und durchzusetzen.

Der erste Schritt auf diesem Weg ist das Verständnis der Signale Ihres Babys (siehe Kapitel 5) und der Versuch, alle belastenden Aktivitäten so weit wie möglich auszuschalten. Der zweite Schritt besteht darin, das Umfeld Ihres Frühchens in der Intensivstation so zu gestalten, daß es möglichst wenig Störungen und möglichst viel

Geborgenheit erfährt, auch in Ihrer Abwesenheit. Ihre Ziele sollten darin bestehen:

- Ihr Kind vor den schädlichsten Einflüssen der Umgebung zu schützen,
- Erregungszustände Ihres Babys zu verringern,
- den Schlaf Ihres Frühchens zu fördern,
- unangenehme Erfahrungen durch angenehme zu ersetzen.

Folgende Vorschläge werden Ihnen helfen, bessere Bedingungen für Ihr Frühchen zu schaffen und zu einer individuelleren Versorgung beizutragen:

1. *Beleuchtung.* Sehen Sie sich um, ob die Intensivstation durch Leuchtstoffröhren beleuchtet wird. Falls ja, können Sie überlegen, wie Sie Ihr Baby davor abschirmen. Falls es keine Leuchtstoffröhren gibt: Verfügt die Intensivstation über Einzellampen für jedes Kind? Teilen Sie dem Personal Ihren Wunsch mit, daß bei Ihrem Baby nur Einzellampen im Bedarfsfall benutzt werden sollten.

Befindet sich Ihr Baby in Fensternähe? Die Sonne ist eine zusätzliche (und in diesem Fall unerwünschte) Lichtquelle. Äußern Sie die Bitte, daß das Bettchen Ihres Kindes so umgestellt wird, daß ihm die Sonne (und anderes Licht) nicht in die Augen scheint.

Gibt es für die Gesamtbeleuchtung der Station einen Dimmer? Falls nein, versuchen Sie, das Personal dazu zu bewegen, einen solchen Schalter einbauen zu lassen. Ist die Station bereits damit ausgestattet, ermuntern Sie die Schwestern, den Dimmer auch wirklich zu benutzen.

Wenn all diese Versuche fehlschlagen, könnten Sie versuchen, den Brutkasten mit einer lichtfilternden Folie abzudecken. Aber setzen Sie Ihrem Frühchen keine Sonnenbrille auf. Das verzerrt nur seine optischen Eindrücke. Die Fähigkeit, scharf zu sehen, ist bei Frühgeborenen anfangs noch nicht voll entwickelt; Sonnenbrillen machen die Sache nur noch schlimmer. Und verzerrten Bildern schenken Babys keine Beachtung.

2. *Geräusche.* Läuft rund um die Uhr das Radio? Das ist eine Quelle ständiger akustischer Reize und Belastungen. Das Radio sollte in jeder Acht-Stunden-Schicht mindestens 20 Minuten lang ausgeschaltet bleiben.

Wie nah steht das Bett Ihres Babys am Eingang und Waschraum der Schwesternstation, an Telefonen und Stempelmaschinen? All das verursacht viel zusätzlichen Lärm. Bitten Sie darum, daß Ihr Frühchen weit weg von diesen Quellen intensiver Geräusche einen Platz erhält.

Wo ist der Abfalleimer? Das Öffnen und Schließen des Abfalleimerdeckels mit einem Fußhebel ist laut: 110 Dezibel. Fragen Sie die Schwester, ob der Deckel gepolstert oder der Eimer anders plaziert werden kann. Setzen Sie sich dafür ein, daß so viele Geräte wie möglich (vor allem der Brutkastendeckel) gepolstert werden, um die Geräuschbelastung zu senken.

Finden Sie heraus, zu welchen Zeiten die Sprechanlage am häufigsten benutzt wird. Schlafpausen sollten am besten dann eingeplant werden, wenn die Sprechanlage routinemäßig außer Betrieb ist. Bitten Sie das Personal, es möge doch den Versuch machen, für ein bißchen Ruhe für alle zu sorgen.

3. *Räumliche Möglichkeiten der Intensivstation.* Haben Sie die Wahl, Ihr Baby in ein Zweibettzimmer verlegen zu lassen? Ein Raum, in dem wenige Frühgeborene untergebracht sind, ist günstiger als beispielsweise ein Raum mit acht kleinen Patienten. Studien belegen, daß Kinder in ruhigen Räumen mehr Zeit mit entspanntem Schlaf und zufriedenem Nuckeln verbringen und weniger Zeit mit zielloser Aktivität. Einer Untersuchung zufolge konnten Babys in ruhigen Räumen tatsächlich eine Woche früher aus der Klinik entlassen werden als Babys unter Lärmbelastung.

4. *Schlummerstündchen.* Bringen Sie in Erfahrung, ob Sie für Ihr Baby einen bestimmten Zeitraum als »Schlummerstündchen« abzweigen können. Fragen Sie die Schwester, wann Ihr Frühchen in der Regel gefüttert wird und seine medizinischen Behandlungen

erhält. Vielleicht können Sie ein kleines Schild an das Bettchen hängen mit der Aufschrift »Bitte nicht stören. Ich habe gerade mein Schlummerstündchen«, wenn alle notwendigen Maßnahmen erledigt sind? Überlegen Sie gemeinsam mit der Schwester, zu welchem Zeitpunkt sich die Känguruh-Sitzung einplanen läßt, damit Ihr Frühchen auf Ihrer Brust schlafen kann.

5. *Tag-Nacht-Zyklus.* Außer den Schlafenszeiten tagsüber sollten Sie sich erkundigen, ob es möglich wäre, daß Ihr Baby den Tag-Nacht-Zyklus in irgendeiner Form erfahren könnte. Oft werden in der Intensivstation Geräusche und Licht zwischen 23.00 Uhr und 6.00 Uhr gedämpft, was den Schlaf fördert. Doch Sie können ebenfalls etwas tun:

Decken Sie Ihr Baby nachts ab, damit es den Tag-Nacht-Zyklus intensiver erlebt. Sie können eine solche Schlafabdeckung aus dunkelrotem oder dunkelblauem Stoff nähen. Eine Mutter hat eine Decke aus schwarzem, mit kleinen Monden und Sternen bedrucktem Stoff genäht. Eine andere hat ein rotes und ein blaues Tuch übereinandergenäht. Auf eine solche selbst genähte oder gekaufte Abdeckung könnten Sie vielleicht den Namen Ihres Babys schreiben oder sticken.

Bringen Sie bei Ihrem nächsten Besuch die Schlafabdeckung mit. Decken Sie damit den Brutkasten oben und an zwei Seiten ab, doch die Seiten mit den Kabelauslässen müssen frei bleiben. Übrigens können Sie die Schlafabdeckung auch bei den Schlummerstündchen tagsüber benutzen.

6. *Geborgenheit.* Frühchen manövrieren sich in die Ecken ihrer Brutkästen, um die geborgene Umhüllung wieder zu spüren, die sie im Mutterleib erlebt haben (siehe Kapitel 7, »Warum die Känguruh-Methode funktioniert«). Da Ihr Baby wahrscheinlich tief schläft und gleichmäßig atmet, wenn es in die Ecke des Brutkastens gedrängt daliegt, sollte es aus dieser Stellung vielleicht nicht aufgestört werden. Sie brauchen nur eine Windel oder Decke zwischen sein Füßchen und die Brutkastenwand zu schieben. Dann geht keine

Körperwärme verloren, und Ihr Kind wacht bei dieser geringen Bewegung wohl auch nicht auf.

Falls die Schwestern jedoch wünschen, daß Ihr Baby in der Mitte des Brutkastens liegen bleibt, müssen Sie ihm andere beschützende Grenzen schaffen: Legen Sie eine zusammengerollte Decke um Ihr Kind. Eine Umrandung um den Kopf herum scheint sich auf Frühgeborene besonders beruhigend auszuwirken; wenn es Grenzen an den Seiten und Füßchen spürt, verringert sich seine ziellose Aktivität, und die Körperwärme bleibt erhalten. Ihr Baby sollte die ganze Zeit in einem solchen Nestchen liegen.

Bauen Sie im Brutkasten ein Nestchen aus Stoffpolstern, die mindestens körperhoch sind. Die schützende Umrandung läßt sich auf verschiedene Weise herstellen. Sie können zusammengerollte Decken benutzen, Schaumstoff-Formen, Gummireifen, Hängematten, Mini-Schlafsäcke oder Bohnensäcke (etwa so groß wie Ihr Frühchen), die mit weichem Stoff überzogen sind.

Die Beschäftigungstherapeuten oder Physiotherapeuten der Klinik können Ihnen zeigen, wie Sie ein geeignetes Schaumstoff-Nest herstellen können, das die besonderen Bedürfnisse Ihres Babys berücksichtigt, die Beugung der Gelenke und die Entwicklung des Muskeltonus.

In Gummireifen sind Babys schön zusammengekuschelt und geborgen. (Solche Reifen werden auf der Entbindungsstation routinemäßig an Frauen verteilt, die einen Dammschnitt hatten, und sind in Sanitätshäusern erhältlich.) Dr. Paul Helders, Direktor der Neugeborenen-Physiotherapie an der Universität Utrecht, benutzt solche Gummireifen und stellte in einer Langzeitstudie fest, daß sich die Babys, die in der gesamten Klinikzeit im Reifen liegen, besser entwickeln.

Die meisten Kliniken haben Wasserbett-Matratzen, die auf Anfrage zur Verfügung stehen. Auch sie sind ein gutes Nestchen. Eine Wassermatratze hat mehrere Vorzüge: Das Wasser darin wird erwärmt und erleichtert die Temperaturkontrolle, auch geben diese

Matratzen den zarten Knochen eines Frühchens besser nach als normale Matratzen. Eine Wassermatratze verringert auch die bei Frühchen so häufige Gefahr, daß sich das Köpfchen abflacht.

Auch ein Lammfell ist für ein Nestchen nützlich. Es gibt einige Studien, die belegen, daß auf einem Lammfell liegende Babys besser schlafen, trinken und zunehmen. Sie kuscheln sich ein und fühlen sich geborgen. Wenn Sie ein Lammfell benutzen möchten, dann legen Sie es unter Ihr Kind, rollen die Ränder zusammen und kleben diese mit Klebeband fest, so daß ein Nestchen entsteht. Kaufen Sie ein spezielles Baby-Fell. Es sollte dreifach gebürstet sein und garantiert keine Haare verlieren, die Ihr Frühchen einatmen könnte.

Ein Mützchen vermittelt ebenfalls das Gefühl der Geborgenheit. Ihr Baby sollte ständig ein Mützchen tragen (siehe Kapitel 10, »Vor, während und nach Anwendung der Känguruh-Methode«, wo die beste Sorte Mützchen vorgestellt wird, Seite 129).

7. *Körperstellung.* Im Mutterleib war Ihr Baby auf natürliche Weise zusammengekauert. Auch in der Intensivstation verliert Ihr Frühchen weniger Körperwärme, wenn es im Brutkasten in einer Stellung mit angewinkelten Armen und Beinen liegt.

Mit den Nestbau-Materialien können Sie dafür sorgen, daß Ihr Kind Arme und Beine gebeugt hält. Die Nestränder sollten nah genug an seinen Schultern vorbeilaufen, so daß die Arme dicht am Körper anliegen.

In Rückenlage ist es wünschenswert, daß der Körper Ihres Babys möglichst auf die Mittelachse hin ausgerichtet ist, das heißt, daß der Kopf weder nach links noch nach rechts gedreht ist. Auch wenn Ihr Frühchen an das Beatmungsgerät angeschlossen ist, können die Schwestern den Schlauch so führen, daß der Kopf gerade nach oben zeigt. Sauerstoff in jeder Form kann in dieser Haltung, in der sich der Blutdruck im Gehirn verringert, verabreicht werden.

Im allgemeinen schlafen Babys am besten auf dem Bauch. In der Bauchlage ist der Sauerstoffspiegel im Blut höher als in der Rükkenlage, die Luftwege bleiben offen, die neuromuskuläre Entwicklung ist besser, es kommen weniger Hautverletzungen vor, und die Kinder stoßen weniger Nahrung auf.

Sogar künstlich beatmete Frühgeborene können auf dem Bauch liegen. Allerdings ist es manchmal für sehr kleine Kinder schwierig, in der Bauchlage die Arme und Beine anzuziehen. Wir legen diese Babys auf eine zusammengerollte Decke; die Rolle verläuft senkrecht unter dem Körper von der Brust bis zu den Hüften. So fallen die Arme einfach nach unten. In dieser Haltung sind Schultern, Arme und Knie auf natürliche Weise gebeugt.

Kürzlich wurde ein Zusammenhang zwischen dieser Haltung und dem Plötzlichen Kindstod hergestellt, so daß man in Ihrer Klinik vielleicht zögert, Ihr Frühchen auf den Bauch zu legen. Aber bedenken Sie, daß die Gründe für den Plötzlichen Kindstod immer noch unbekannt sind. Es wurden auch Zusammenhänge mit niedriger Körpertemperatur, Schlafstörungen und Apnoen gefunden.

Solange Ihr Baby ständig überwacht wird, befürworte ich die Bauchlage, weil die aufmerksame Beobachtung der Schwester und die ausgeklügelte, akkurate Technik der heutigen Überwachungsgeräte sicherstellen, daß lebensbedrohliche Situationen sofort erkannt und abgewendet werden können. Schließlich liegt der Sinn der Intensivstation in eben dieser intensiven Überwachung Ihres Kindes. Wird Ihr Baby nicht mehr intensiv überwacht, sollte Ihr Kinderarzt entscheiden, ob die Bauchlage vorteilhaft ist.

Eine Mutter wird aktiv, ein Baby gesund

Elaine kam zu einem meiner Gruppengespräche über die Förderung frühkindlicher Entwicklung. Ihr Frühchen Marla war im Alter von 28 Wochen zur Welt gekommen und war in einem bedenklichen Zustand. Nach Marlas erster Woche in der Klinik begannen die vorzeitige Geburt und Marlas schlechte Verfassung,

Elaine stark zu bedrücken. Elaine war eine Karrierefrau mit hoher beruflicher Belastung, der es schwerfiel, die Geburt eines winzigen Frühchens zu verarbeiten. Angesichts des Zustands ihres Babys fühlte sich Elaine als Versagerin. Leider versuchte sie, das Problem durch Verdrängen zu beseitigen. Sie besuchte Marla auf der Intensivstation kaum, und wenn sie kam, blieb sie nur kurz. Diese Mutter hielt sich zwar auf dem Laufenden, aber ohne große innere Anteilnahme.

Da Elaine solche Probleme hatte, empfahl ihr die Schwester, die für ihr Frühchen zuständig war, einen Vortrag von mir zu besuchen, in dem es um Dinge ging, die ich Ihnen hier in diesem Buch mitgeteilt habe. Zum Glück nahm sich Elaine meine Anregungen zu Herzen. Gleich am nächsten Morgen besuchte sie ihr Baby und begann sofort, Marlas Umfeld abzuchecken. Sie stellte fest, daß ihr Brutkasten in der Nähe der Zentrifuge stand (wo die Schwestern zwei- bis dreimal täglich Blutproben für Analysen zentrifugierten). Sie verlangte, daß Marlas Bettchen auf die andere Seite der Station geschafft würde, weg von diesem Gerät – und so geschah es auch.

Als nächstes beschloß Elaine, etwas an der Grellheit der Beleuchtung zu ändern. Sie machte sich auf die Suche nach einem blauen Leintuch, um den Brutkasten ihres Babys abzudecken. Da sie im Laden kein solches Tuch fand, kaufte sie ein Stück schwarzen Stoff und benutzte es als Schlafabdeckung.

Als sie die Abdeckung in die Intensivstation brachte, stieß sie auf einigen Widerstand. Die Schwestern sind es gewöhnt, die Frühgeborenen jederzeit im Blick zu haben, da sie an der Körperfarbe ablesen, wie gut die Sauerstoffwerte sind. Ich riet Elaine, die Schwestern darum zu bitten, Marla immer dann im mutterleibähnlichen Dunkel schlafen zu lassen, wenn sie die Hautfarbe nicht so häufig zu kontrollieren bräuchten. Zur Kontrolle könnten sie ja auch den Stoff abnehmen. Obwohl die Schwestern immer noch Bedenken zeigten, gestatteten sie Elaine die Benutzung der Abdeckung, weil auch sie wußten, daß zuviel Licht den Augen eines Frühchens schaden kann.

Als nächstes polsterte Elaine die Seiten des Brutkastens mit zentimeterdicken Schaumstoffstreifen ab, einen auf der Kopfseite, einen bei den Füßchen und einen auf der Seite, die der Schwesterstation abgewandt war. Als kuschelige Umhüllung brachte sie eine Baby-Steppdecke mit, die sie in einen »Schlafsack« umgemodelt hatte. (Sie hatte die Decke der Länge nach zusammengefaltet und das Fußende zusammengenäht. Die Längsseite ließ sich mit Bändern schließen. Elaine nähte keinen Reißverschluß ein, da Reißverschlüsse kalt sind.) In diesem Schlafsack hatte es Marla schön warm.

Elaine hatte für ihr Frühchen ein Nest gebaut. Als Folge davon spürte sie eine größere Nähe zu ihrem Baby und sah sich besser dazu in der Lage, ihm eine Mutter zu sein. Solange Elaine innerlich unbeteiligt geblieben war, entwickelte sich ihr Kind nicht gut. Doch schon eine Woche nach den Veränderungen berief der diensthabende Arzt eine Konferenz ein, um herauszufinden, was den Umschwung in Marlas Zustand bewirkt hatte. Marla hatte angefangen zu trinken, ihr Blutdruck verbesserte sich dramatisch, ihre Sauerstoffwerte gingen hoch, die Kohlendioxidwerte sanken. Täglich zeigte sie eine erfreuliche Verbesserung: Sie wurde weniger reizbar, schlief mehr und weinte weniger.

Bei der Konferenz lieferte die Intensiv-Schwester Ellen Duerr die Antwort: »Ich weiß, was passiert ist«, erklärte sie dem Arzt. »Elaine ging zu einem Vortrag, wie sich die Bedingungen in der Intensivstation verbessern lassen, und das scheint Gewaltiges bewirkt zu haben.«

»Klappe dicht« auf der Intensivstation, gedämpftes Licht und Schlafabdeckungen sind Beispiele für Dinge, die Sie durchsetzen oder befürworten können, um Ihr Baby vor der belastenden Reizüberflutung in der Intensivstation zu schützen. Wenn Sie Ihr Frühchen von plötzlichen, lauten Geräuschen entfernen und ihm ein

Nestchen bauen, wird es weniger Erregungszustände erleben. Ein Tag-Nacht-Zyklus, die Bauchlage und schützende Umgrenzungen begünstigen den Schlaf, genau wie die Känguruh-Methode. Und diese Methode hat außerdem die tiefgreifende Wirkung, schädigende Erfahrungen durch angenehme, liebevolle zu ersetzen.

14
Die Känguruh-Methode
zu Hause

Bei Dotty setzten in der 34. Schwangerschaftswoche die Wehen ein. Die Fruchtblase platzte, und die Wehen gingen weiter, so daß die Geburt unaufschiebbar war. Chad wurde mit 2184 Gramm geboren. Bei der Geburt ging es ihm gut; er erreichte einen Apgar-Wert von 8. Auf die Intensivstation kam er hauptsächlich zur Beobachtung.

Wegen seines ausgezeichneten Zustands konnte Dotty mit ihrem Sohn bereits ab dem zweiten Lebenstag Känguruh-Sitzungen machen, was sie wirklich sehr genoß. Am Nachmittag vor Chads Entlassung kam sie auf mich zu und fragte: »Dr. Ludington-Hoe, kann ich Chad zu Hause auch so halten?«

Meine Reaktion kam ganz spontan und entschieden. »Natürlich«, sagte ich lächelnd, »das wäre das Beste, was Sie für ihn tun könnten!«

»Wunderbar! Aber wie soll ich es denn machen? Muß ich wie hier in einem Sessel sitzen? Soll ich mich ausziehen, und wie lange soll ich ihn halten? Ich möchte keine Minute verlieren, sondern sofort anfangen!«

Ich freute mich, daß diese junge Mutter von der Känguruh-Methode so begeistert war und sich der Sache verschrieben hatte, denn die Fortführung dieser einfachen Methode zu Hause verlängert die vielen positiven Auswirkungen, die ein Frühchen durch die Känguruh-Sitzungen in der Klinik erfährt. Der Wert von Känguruh-Sitzungen zu Hause wurde in mehreren Studien belegt, die die Fortschritte von über 4000 Frühgeborenen und ihren Müttern untersucht haben. Auf diese Studien stützten sich meine Antworten, die ich Dotty gab.

4000 Babys können sich nicht irren

Über 4000 Mütter in Bogota gingen zur Tür der Entbindungsstation hinaus, ihre Frühchen eng angeschmiegt vor die Brust gebunden. Die Mütter trugen ihre Babys ununterbrochen mit sich herum, 24 Stunden täglich, ein ganzes Jahr lang, beim Essen, Schlafen, Arbeiten und Putzen (das wäre für Frauen in anderen Kulturkreisen natürlich schwierig, wenn nicht gar unmöglich!). Dr. Martínez und Dr. Rey aus Bogota, die »Erfinder« der Känguruh-Methode, stellten in einer Langzeituntersuchung fest, daß sich auch die zu Hause mit der Känguruh-Methode betreuten Babys außergewöhnlich gut entwickelten:

- Die Babys mußten weniger häufig als die meisten Frühgeborenen wegen eines Rückfalls in die Klinik zurückkehren.
- Sie hatten weniger Atemschwierigkeiten.
- Sie erkrankten weniger an Infektionen.
- Sie wurden weitergestillt.
- Die motorische Entwicklung verzögerte sich nicht.
- Sie sahen gesund und kräftig aus.
- Sie hatten im Alter von einem Jahr schöne runde Köpfe.

Diese Befunde konnten durch Dr. Figueroa de Leon bestätigt werden, einem Arzt am Institut für Sozialversicherung und am Roosevelt-Hospital in Guatemala City. Er unternahm eine der umfassendsten wissenschaftlichen Untersuchungen der Känguruh-Methode zu Hause. Dr. de Leon stellte bei einer mindestens sechsmonatigen Durchführung dieser Methode fest:

- Die Frühchen nahmen planmäßig zu, manche Babys sogar 5 bis

10 Gramm mehr pro Tag als jene, die zu Hause nicht in den Genuß der Känguruh-Methode kamen.

- Die Mütter zeigten eine größere Bereitschaft, voll zu stillen (78 Prozent im Vergleich zu 34 Prozent der Mütter, die die Känguruh-Methode nicht praktizierten).
- Die Mütter stillten wesentlich länger und verwendeten daher weniger künstliche Milchnahrung.
- Die Mütter waren eher bereit, zu Folgeuntersuchungen in die Klinik zurückzukehren. (Manche kamen gern regelmäßig, um mit ihren Babys zu prahlen, weil sie sich so prächtig machten!)
- Die Mütter nutzten die Hilfen, die sie in der Klinik bekommen konnten, besser aus.
- Die Frühchen brauchten weniger ärztliche Hausbesuche.

Alles in allem entdeckte Dr. de Leon viele positive Auswirkungen, aber keine einzige negative, wenn ein Frühchen zu Hause mit der Känguruh-Methode betreut wird. Die Känguruh-Methode zu Hause ist eindeutig eine Wohltat für Sie und Ihr Baby und einen Versuch sicherlich wert.

Wann ist mein Baby bereit für die Känguruh-Methode zu Hause?

Wenn es Ihrem Baby so gut geht, daß es nach Hause darf, nimmt es wahrscheinlich bereits regelmäßig zu, verdaut seine Nahrung gut und hat keine ernsthaften Atemschwierigkeiten. Ob es erst 1800 Gramm oder schon 2200 Gramm wiegt, 32 oder 36 Wochen alt ist, Sie können jedenfalls davon ausgehen, daß Ihr Kind körperlich so stabil ist und angemessen reagieren kann, daß es mit Wärme, Nahrung, Ihrer Fürsorglichkeit und Liebe auch unter weniger wachsamer Beobachtung ausgezeichnete Chancen hat, zu wachsen und zu gedeihen.

Unter diesen Umständen ist die Känguruh-Methode zu Hause für Sie und Ihr Neugeborenes völlig unbedenklich. Sie können sicher sein, daß es sich dem normalen Ablauf in einem Haushalt anpassen wird – den neugierigen Besuchern, den Geschwistern, die aus Kindergarten oder Schule nach Hause kommen, dem morgendlichen Trubel, bis alle aus dem Haus sind…

Manche Frühchen werden mit Atemüberwachungsgeräten oder Sauerstoffvorräten nach Hause geschickt. Aber auch sie können von der Känguruh-Methode profitieren. Am besten lassen Sie sich von der Schwester grünes Licht für die Känguruh-Sitzungen zu Hause geben. Vielleicht brauchen Sie noch einige Informationen, wie Sie den Monitor oder Sauerstoffbehälter plazieren sollten, wenn Sie Ihr Baby halten. Vor allem müssen Sie darauf achten, daß die Sauerstoffkanüle nicht verschoben wird. Falls Ihr Frühchen diese medizinische Unterstützung noch braucht, ist die Känguruh-Methode im Sitzen wahrscheinlich am einfachsten.

Wie funktioniert die Känguruh-Methode zu Hause?

Einfacher als zu Hause können Sie die Känguruh-Methode nicht haben. *Ziehen Sie sich einfach Ihr Baby an,* während Sie sich um den Haushalt kümmern. Südamerikanerinnen, die ihre Babys in einem einfachen Tuch trugen, wurden gefilmt, wie sie sämtliche Hausarbeiten ausführten: Kochen, Staubsaugen, Wäschewaschen und Bodenschrubben – auch Tätigkeiten, bei denen sie sich oft bücken mußten. Die Frauen trugen sie sogar noch bei sich, wenn sie nachts schlafen gingen, ohne ihre Kleinen zu erdrücken.

Wie fangen Sie es am besten an? Erstens sollten Sie auf Hygiene achten. Waschen Sie sich die Hände, und duschen Sie sich. Zweitens: Ziehen Sie Ihrem Baby eine frische Windel an, und lassen Sie seinen Oberkörper nackt, wie in der Klinik. Binden Sie es sich mit einem Tuch oder einem Tragesitz dicht an Ihre Brust.

Verzichten Sie auf einen BH. Das Tuch, das Ihr Baby hält, stützt auch Ihre Brust. Ziehen Sie ein locker sitzendes Kleidungsstück über – eine große Bluse, einen Kittel, ein Kleid. Wenn Ihr Frühchen einmal sicher plaziert ist, tun Sie einfach, was täglich anfällt.

Falls Sie das Gefühl haben, Sie bekommen eine Erkältung, fragen Sie am besten die Kinderschwester Ihres Bezirks, ob Sie Ihr Baby weiter bei sich tragen können, wenn Sie eine Gesichtsmaske aufsetzen. Die meisten Mütter kommen damit gut zurecht und verzichten auch bei Schnupfen nicht auf die Känguruh-Methode.

Wie lange sollte die Känguruh-Methode zu Hause dauern?

Das Schlafmuster eines Babys stabilisiert sich etwa mit 40 bis 52 Wochen nach der Empfängnis. Das ist ein wichtiger Schritt, da ausreichender Schlaf zur Reifung des Gehirns nötig ist. Und ein regelmäßiger Schlafzyklus zeigt auch an, daß sich ein Tag-Nacht-Rhythmus entwickelt hat (siehe Kapitel 4, »Der Alltag in der Neugeborenen-Intensivstation«). Da die Känguruh-Methode längere Schlafphasen unterstützt, halte ich es für besonders wichtig, wenn Sie zu Hause Ihr Kind bis zum Alter von 52 Wochen nach der Empfängnis bei sich tragen.

In diesem Buch empfehle ich das Tragen mindestens eine Stunde am Tag. Die Klinikroutine und Ihr Zeitplan erlauben vielleicht keine längeren Sitzungen, doch im Grunde bin ich überzeugt, je länger Sie Ihr Baby halten, desto besser. In der Forschung wurden genügend Daten gesammelt, die belegen, daß im Tuch getragene Kinder mit sechs Monaten weniger nervös sind, besser essen und besser schlafen als nicht getragene Babys. Für Känguruh-Babys gilt das allemal. Wenn Sie also glauben, daß die Känguruh-Methode in der Klinik allmählich dem Ende zugeht, sollte es für Sie ein Neubeginn sein – für die Känguruh-Methode zu Hause.

Daher empfehle ich Ihnen, in den ersten drei Lebensmonaten Ihres Babys (bis zum Alter von 52 Wochen nach der Empfängnis) die Känguruh-Methode so lange und so häufig wie möglich durchzuführen. Je mehr, desto besser. Schließlich bringt diese Methode Sie und Ihr Kind einander näher!

Wenn Sie aus dem Haus gehen, sollten Sie sich jedesmal fragen, bevor Sie den Kinderwagen hervorholen: »Könnte ich mein Baby stattdessen auch tragen?« Wahrscheinlich lautet die Antwort: »Ja.« Im Auto muß Ihr Kind natürlich laut Gesetzesvorschrift im Kindersitz angegurtet werden. Doch sobald Sie aussteigen, sollte es wieder seinen Platz auf Ihrer Brust einnehmen. Am besten läßt sich diese liebevolle Methode mehrere Stunden im Bett verwirklichen.

Die Känguruh-Methode im Bett

Die von Rey und Martínez beobachteten südamerikanischen Mütter nahmen ihre Känguruh-Babys auch mit in ihr Bett. Vor die Brust gebunden, blieben die Frühgeborenen auch nachts hautnah bei ihren Müttern. Falls Sie tagsüber arbeiten und Ihr Baby nicht tragen können, so haben Sie doch im Bett einige Zeit für traute Zweisamkeit!

Ihr schlafendes Baby sollten Sie für die Känguruh-Methode nicht extra wecken. Aber wenn es wach ist und trinken möchte, dann nehmen Sie es mit sich in Ihr Bett; der Übergang zur Känguruh-Methode ergibt sich dadurch von selbst.

Für die Känguruh-Methode im Bett sollten Sie halb aufrecht schlafen, auf zwei bis drei Kissen gestützt. Achten Sie darauf, daß auch Ihr Baby aufrecht schläft, damit es leichter atmen kann und die getrunkene Milch nicht wieder aufstößt, wenn es nachts an Ihrer Brust nuckelt. Irgendwann werden Sie einschlafen, und Ihr Kind auch. Das Beste daran: Ihr Schlaf wird kaum gestört, wenn Ihr Baby nachts Hunger verspürt.

Doch ich möchte keine falschen Vorstellungen wecken. Es könnte Ihnen schwerfallen, sich an das halb aufrechte Schlafen zu gewöhnen. Es wird zwei bis drei Tage dauern, bis Sie sich die neue Schlaftechnik aneignen und auch »im Schlaf« spüren, wo Ihr Baby liegt. Dies sollte Sie beruhigen: Noch nie hat eine Mutter berichtet, sie hätte nachts beim Umdrehen ihr Kind unter sich begraben.

Vielleicht haben Sie auch Bedenken, daß Ihr Baby im Bett die Intimität mit Ihrem Mann stören wird. Doch Frühchen schlafen in der Regel in den ersten Lebensmonaten ohnehin im Schlafzimmer ihrer Eltern. Den meisten Vätern ist klar, daß ihr Kind eine schlimme Zeit hinter sich hat; sie sind daher ausgesprochen kooperativ. Außerdem wissen Sie ja beide, daß diese Situation nicht für immer anhält.

Regression und Geschwisterrivalität

Auf die Ankunft eines neuen Babys reagieren ältere Geschwister oft mit regressivem Verhalten. Das bedeutet, daß ein Kind wieder Verhaltensweisen an den Tag legt, aus denen es bereits herausgewachsen war (zum Beispiel Bettnässen, Daumenlutschen, Unselbständigkeit oder Wutanfälle).

Für Kinder bedeutet die Geburt eines Geschwisters eine schwere Bedrohung. Die Abwesenheit der Mutter während der Geburt, die lange Wartezeit, bis das Frühchen nach Hause kommt, und die häufigen Besuche der Eltern in der Klinik verstärken die Spannungen zusätzlich. Durch Regression teilt Ihnen Ihr älteres Kind indirekt mit, daß es unter Druck steht, sich bedroht und unwohl fühlt. Es möchte Zuwendung von Ihnen, und zwar genau dieselbe, die Sie Ihrem Baby geben, dem Frühchen, das auch noch zusätzliche Aufmerksamkeit benötigt und die große Nähe bei der Känguruh-Methode offensichtlich genießt.

Können Sie Ihrem älteren Kind helfen, diese schwierige Phase zu bewältigen? Je mehr Sie von ihm verlangen, sich »erwachsen« zu benehmen, desto weniger wird es Ihren Wünschen nachkommen, gerade weil es sich so verletzt fühlt. Sie können Ihrem Kind aus seiner Regression heraushelfen, wenn Sie seine Verstörtheit akzeptieren und ihm erlauben, seine neue Babyrolle bewußter auszuagieren. Daß Sie dieses Ausagieren zulassen, bestätigt es in seinen Gefühlen und nimmt gleichzeitig dem Babyverhalten seinen Reiz. Das bedeutet zum Beispiel, daß Sie Ihrem Kind erlauben, an Ihrer Brust zu nuckeln, wenn es danach verlangt und Sie keinen Widerwillen dagegen empfinden. Natürlich wird es meinen, daß Ihre Milch »komisch« schmeckt, und sich vielleicht darüber wundern, daß das Neugeborene mit solchem Genuß an der Brust trinkt. Ist Ihr »Großes« schon zu alt für solche Experimente, können Sie ihm ein Fläschchen Babynahrung anbieten oder ihm erlauben, sich einmal in das Babybettchen zu legen. Lassen Sie es auch eine Weile an Sie geschmiegt daliegen, wenn es den Wunsch dazu äußert. Und sorgen Sie dafür, daß es auch vom Vater viel Aufmerksamkeit erhält.

Vielleicht ist es schon genug, wenn es sich im Schaukelstuhl an Sie kuscheln kann, während Sie ihm ein Baby-Schlaflied vorsingen. Wenn Sie Ihrem Kind erlauben, seine Phantasien auszuleben, werden diese Phantasien nicht so übermächtig sein. Höchstwahrscheinlich wird Ihr Großes gern wieder zu einer seinem Alter entsprechenden Lebensweise zurückkehren wollen.

Manchmal äußern sich kleine Kinder sehr heftig gegen ihre neuen Geschwisterchen. Ihr Großes verlangt vielleicht, Sie sollen »dieses kranke Baby in die Klinik zurückbringen«, oder macht andere feindselige Bemerkungen, die Sie aus der Fassung bringen. Auch wenn Sie gerade leicht zu verletzen sind, sollten Sie versuchen, möglichst gelassen zu reagieren. Machen Sie Ihrem Kind klar, daß Gewalt gegenüber dem Baby absolut verboten ist; doch sollten Sie die Tatsache anerkennen, daß große Geschwister auf die Veränderungen in der Familie oft mit Zorn und Entsetzen reagieren. An Puppen, Marionetten oder Kissen kann Ihr Großes seine Gefühle teilweise abreagieren; andere Ventile sind das Kneten mit Ton, Zeichnen und Geschichtenerzählen. Wenn Ihnen das Verhalten Ihres älteren Kinds Sorgen macht oder die Situation sich nicht allmählich bessert, sollten Sie sich an Ihren Kinderarzt wenden.

Alle machen mit

Die Bindung zwischen einer Mutter und dem Baby auf ihrer Brust kann so stark werden, daß es ihr Probleme bereitet, ihr Frühgeborenes den Großeltern oder anderen Familienmitgliedern zu überlassen. Doch es ist für alle in der Familie wichtig, das Gefühl zu entwickeln, daß sie etwas zum Wohlbefinden des Babys beitragen. Nahe Verwandte müssen genau wie Sie mit dem Kind vertraut werden. Wichtiger noch: Auch sie möchten diesem Neugeborenen helfen, dem nicht gerade der beste Start ins Leben vergönnt war. Wenn Sie Ihr Baby von ihnen versorgen lassen, bekommen sie das Gefühl, daß ihre Hilfe von Bedeutung ist.

Daher möchten womöglich alle Familienmitglieder Ihr Baby wie Sie halten, vorausgesetzt, sie haben keine Erkältung, Infektion, Magen-Darm-Störung oder Fieber und waschen sich sorgfältig die Hände. In Guatemala ließ Dr. de Leon jeden in der Familie die Rolle der Känguruh-Mutter übernehmen – Väter, Großeltern, Onkel, Tanten, sogar Geschwister. Doch bevor Sie andere an Ihr Baby heranlassen, sollten Sie sich mit dem Arzt Ihres Kindes in Verbindung setzen, ob dieses Vorgehen auch in Ihrem Fall ratsam ist.

Ich habe ältere Geschwister (ab etwa sieben Jahre aufwärts) bei der Känguruh-Methode mit ihren frühgeborenen Brüdern oder Schwestern beobachtet. Sie halten ihre Geschwisterchen, während sie auf dem Sofa sitzen, fernsehen oder ihnen eine Gute-Nacht-Geschichte vorlesen. Herumlaufen können größere Kinder mit dem Baby allerdings nicht, weil sie das Gewicht des Frühchens noch nicht ausbalancieren können.

Möglicherweise macht Ihr Baby Nuckelversuche auch bei anderen Familienmitgliedern, da es noch nicht unterscheiden kann, ob eine Brust Milch spendet oder nicht. In diesem Fall sollte ihm als Ersatz ein sauberer Schnuller angeboten werden, wie ich bereits erwähnt habe (siehe Kapitel 11, »Stillen bei der Känguruh-Methode«). Sobald Ihr Baby am Schnuller saugt, sollte sein Känguruh-Betreuer sein Mündchen sanft von der Brust wegdrehen.

Eine Ablösung durch andere ist auch für Sie wichtig, damit Sie einmal eine Atempause haben, in der Sie Zeit für sich haben oder Besorgungen machen können. Für Ihr eigenes Wohlbefinden ist es wichtig, daß Sie sich auch etwas Zeit für Ihre Bedürfnisse nehmen.

Was tun bei der Rückkehr in den Beruf?

Die meisten Mütter von Frühgeborenen (oder auch von voll ausgetragenen Babys) möchten nicht gleich wieder arbeiten. Sie haben oft das Gefühl, ihre Kinder seien zu zart und verletzlich, um sie anderen zu überlassen. Doch irgendwann kommt der Tag der Trennung, der mit Ungewißheit und Sorgen belastet ist, vor allem, weil die Unterbringungsmöglichkeiten für Frühgeborene begrenzt sind, schwer zu finden und schwierig einzuschätzen.

Wann sollen Sie in den Beruf zurückkehren? Im Idealfall sollten Sie warten, bis Ihr Baby (vom ursprünglich erwarteten Geburtstermin gerechnet) mindestens drei Monate alt ist. In der Regel haben sich erst dann ein guter Tag-Nacht-Rhythmus und Schlafzyklus eingespielt.

Die Trennung von Ihrem Kind ist immer schwierig – für Känguruh-Mütter vielleicht noch schwieriger, weil sie sich ihrem Baby so stark verbunden fühlen. Die Entscheidung, in den Beruf zurückzukehren, kann sehr qualvoll sein, weil die finanziellen Notwendigkeiten sich oft nicht mit den emotionalen Bedürfnissen vereinbaren lassen.

Leider werden Sie Ihr Baby in den wenigsten Fällen einfach mit in die Arbeit nehmen können. Ich warte sehnsüchtig auf den Tag, an dem unsere Gesellschaft flexibler wird, aufgeschlossener gegenüber den Bedürfnissen von Müttern und Kindern. Doch bis dahin sind Sie auf eine Tagesmutter oder einen Hortplatz angewiesen.

Sollen die Betreuungspersonen Ihres Babys die Känguruh-Methode anwenden? Ich plädiere nicht dafür, da immer die Gefahr einer Infektion besteht. Die Betreuer kommen im Lauf des Tages mit vielen verschiedenen Kindern zusammen, und es ist unwahrscheinlich, daß sie sich gründlich waschen, bevor sie Hautkontakt mit Ihrem Baby herstellen. Daher sollten Sie nach Ihrer Heimkehr vom Arbeitsplatz so rasch wie möglich mit der Känguruh-Methode beginnen. Auch hier können andere Familienmitglieder einspringen und aushelfen.

Wenn Sie Ihr Baby hochnehmen, werden Sie bemerken, wie begierig es ist, sich endlich wieder an Ihre Brust kuscheln zu können. Es wird mit dem Näschen an Ihnen herumstupsen und mit den Ärmchen rudern, als wollte es Ihnen die Kleidung wegziehen, um sich diesen so wichtigen Hautkontakt zu verschaffen. Natürlich wird es sich gleich beruhigen, sobald Sie ihm seinen sicheren, befriedigenden Platz eingeräumt haben, nach dem es sich so sehnt.

Ihr Baby und sich selbst entwöhnen

Die Erforschung der Känguruh-Methode ist noch zu jung, um alle Fragen über die Anwendung zu Hause beantworten zu können. Bis detailliertere Empfehlungen verfügbar sind, sollten Sie sich ganz nach Ihrem Gefühl richten. Falls Sie ab und zu keine Lust auf Hautkontakt mit Ihrem Baby haben, dann lassen Sie es einfach! Auch Sie haben ein Recht auf Freizeit.

Wenn Ihnen die tägliche Känguruh-Routine allmählich zuviel wird – mit Ihrem Kind wird Ihnen zu heiß, es wird zu schwer oder zu hungrig –, dann ist es wohl an der Zeit, sich allmählich von dieser Methode zu verabschieden. Entwöhnen Sie Ihr Baby langsam; ziehen Sie ihm ein Hemdchen über, und legen Sie es neben sich auf das Bett. Der Abstand zwischen Ihnen sollte anfangs sehr klein sein, dann immer größer, bis es etwa eine Kissenbreite von Ihnen entfernt liegt. Diese körperliche Trennung kann etwa zwei bis drei Wochen dauern, bis Ihr Baby auch ohne Sie gut schlafen kann.

Dr. William Sears Buch *Schlafen und Wachen: Ein Elternbuch für Kindernächte* (Zürich 1991, La Leche Liga Schweiz) bietet ausgezeichnete Informationen, wie Sie Ihr Frühchen nachts entwöhnen und versorgen können.

Epilog
Die Känguruh-Methode:
Heilen mit Liebe

In vielen Teilen der Welt legen Ärzte und Hebammen ein Baby, das zu Hause zu früh geboren wird, der Mutter sofort auf die Brust, sogar noch bevor die Nabelschnur durchtrennt wird. Diese in Frankreich, Skandinavien, Afrika, Indien, Mittel- und Südamerika, den Philippinen und Malaysia gängige Praxis ist als »Frühkontakt« bekannt; im Grunde handelt es sich um die Känguruh-Methode sofort nach der Geburt.

Unsere Gesellschaft hat sich von dieser humanen und natürlichen Praxis entfernt. Weil Frühgeborene bei der Geburt in sehr schlechter körperlicher Verfassung sein können, haben wir hochtechnologische Methoden entwickelt (zum Beispiel künstliche Surfactants, Beatmungsgeräte und Wärmeliegen), um die zahlreichen Probleme dieser Kinder zu bewältigen. Wir haben keine Hemmungen beim Einsatz dieser Verfahren und Technologien, die den Frühgeborenen immer effektiver das Leben retten.

Wir bedienen uns bedenkenlos einer Medizin, die ein Frühchen unmittelbar nach der Geburt der Intensivstation übergibt, um dort an alle verfügbaren Geräte angeschlossen zu werden. Wir trösten uns mit dem Gedanken, daß das Baby ja kräftiger und gesünder wird und dann seine Mutter Kontakt mit ihm herstellen kann – auch wenn inzwischen die Apparatemedizin den Streß, dem das Baby ausgesetzt ist, noch erhöht, und die Probleme, die sie bekämpfen will, vielleicht sogar selbst verschärft.

Es macht mich traurig, daß unsere Kultur die Kinder auf den Intensivstationen von ihren Müttern trennt, wo uns doch 40.000 Jahre

Menschheitsgeschichte gelehrt haben müßte, daß Mütter den Kontakt zu ihren Kindern suchen, daß Kinder gedeihen, wenn die Nähe zu den Eltern gegeben ist. Unsere Aufgabe besteht heute darin herauszufinden, wie sich all diese phänomenalen, lebensrettenden Technologien, die die heutigen Intensivstationen beherrschen, mit dem Heilplan der Natur vereinbaren lassen.

Die Forschung hat uns bereits gezeigt, daß die Känguruh-Methode ein wirkungsvolles Behandlungsmittel und eine wohltuende Form des Kontakts ist. Und ich bin überzeugt, daß wir bei der weiteren Untersuchung der subtilen Verbindungen zwischen Mutter und Kind, die sich während der Känguruh-Methode einstellen, zusätzliches Beweismaterial für die Wohltaten liebevoller Berührung zwischen Müttern und Frühgeborenen finden werden.

Ich hege einen Traum, der weder grandios noch unmöglich ist. Ich träume davon, daß jedes Frühgeborene, das mindestens ein Alter von 30 Schwangerschaftswochen erreicht hat, sofort nach der Entbindung auf die Brust seiner Mutter gelegt wird und dort bleibt – die Mutter ist dann sozusagen das Intensivstationsbett für die gesamte Dauer des Klinikaufenthalts. Auch kleinere Babys können Trost auf der Brust ihrer Mutter finden, sobald ihr Zustand in der hergebrachten Neugeborenen-Intensivstation stabilisiert werden konnte.

Zwischen Müttern und Babys besteht soviel Kommunikation und eine vollkommene Symbiose auf hormoneller, chemischer, elektrischer und taktiler Ebene! Aus diesem Grund bin ich der Überzeugung, daß wir unseren Frühchen auf natürliche Weise unzählige Wohltaten erweisen – viele davon noch unbekannt –, wenn wir der Känguruh-Methode eine Chance geben. Wir sind dann nicht mehr allein abhängig von der Medizin. Unsere Kraft ist dann auch das intuitive, spontane und gegenseitige, aus der Liebe geborene Helfen, das universelle Geschenk, das die Menschheit besitzt.

Anhang
A

Die Känguruh-Methode in Ihre Klinik bringen

Wenn Sie erfahren haben, daß Sie möglicherweise mit einer Frühgeburt rechnen müssen, erkundigen Sie sich in Ihrer Klinik, ob dort
die Känguruh-Methode möglich ist. Falls nicht, könnten Sie mit
Ihrem Arzt besprechen, wie sich diese Methode dort am besten
einführen läßt, bevor Sie Ihr Baby zur Welt bringen. Meiner Erfahrung nach muß das Medizinerteam einer Klinik über drei wichtige
Punkte informiert werden, bevor es sich entschließt, einen Versuch
mit diesem Verfahren zu machen.

1. Bereits veröffentlichte Forschungen

Ärzte und Schwestern brauchen Zugang zu sämtlichen Forschungs-
berichten über die Känguruh-Methode in den einschlägigen Fachzeitschriften. Die Dokumentationen sind nicht abgeschlossen, weil
regelmäßig neue Studien erscheinen. Vereinfacht wird die Sache
durch einen ausgezeichneten Artikel, der einen Überblick über
sämtliche 1991 erschienenen Untersuchungen gibt. Autor des Ar-
tikels ist Dr. Gene Cranston Anderson, der Titel »Current Knowled-
ge About Skin-to-Skin (Kangaroo) Care for Preterm Infants«. Der
Artikel steht in der Septemberausgabe 1991 des *Journal of Perina-
tology* (Band 11, Nr. 3, Seite 216-226).
Eine weitere wichtige Informationsquelle für Kliniken ist ein sehr
kurzer Überblicksartikel von Dr. Andrew Whitelaw mit dem Titel:
»Kangaroo Baby Care: Just a Nice Experience or an Important
Advance for Preterm Infants?« In diesem Artikel, der in *Pediatrics*

erschienen ist (1990, Band 86, Seite 604-605), empfiehlt Dr. Whitelaw die Anwendung der Känguruh-Methode für alle Babys in offenen Bettchen.

Internationale Forschungsliteratur kann über den Computer abgerufen werden unter Eingabe des Schlüsselworts SKIN-TO-SKIN-CONTACT/HAUTKONTAKT, KANGAROO-CARE/KÄNGURUH-METHODE oder MOTHER-INFANT-BONDING/MUTTER-KIND-BEZIEHUNG. Klinikärzte haben Zugriff zu solchen medizinischen Datenbanken über das MEDLINE- oder DIMDY-System.

Im Buch von Gay Gales mit dem Titel »Skin-to-Skin Holding: Handbook for NICU Caregivers« (Vort Publishers, Palo Alto, Kalifornien, 1993) werden die Techniken zur Känguruh-Methode für das Personal von Kliniken erläutert.

Nützlich sind auch die beiden folgenden Artikel (Klinikbibliotheken haben Zugang zu dieser Zeitschrift):

Gene C. Anderson, E. A. Marks und V. Walhlberg, »Kangaroo Care for Premature Infants«, *American Journal of Nursing*, 1986, Band 86, Seite 807-809.

Gene C. Anderson, »Skin-to-Skin Kangaroo Care in Western Europe«, *American Journal of Nursing*, 1989, Band 89, Seite 662-666.

Es könnte auch eine Hilfe sein, das Personal der Neugeborenen-Intensivstationen davon zu unterrichten, daß die Mutter-Kind-Abteilung der WHO die Anwendung der Känguruh-Methode und Forschungsprojekte darüber in vielen Ländern unterstützt. Gegenwärtig fördert die UNICEF diese Methode aktiv in Kliniken und Neugeborenen-Intensivstationen in Südamerika und der Karibik. 1988 wurde von der UNICEF ein 14-minütiges Lehrvideo mit dem Titel *Mother Kangaroo – A Light of Hope* produziert, das zur Anwendung der Känguruh-Methode aufruft. Es ist erhältlich über:

Deutsches Komitee für UNICEF
Hönninger Weg 104, 50969 Köln

(Hinzuweisen ist auch auf das 35 Minuten lange Video *Wenn Du zu früh geboren wirst – die Känguruhmethode* von Saskia von Rees und Richard de Leeuw – Dr. Richard de Leeuw führte im Herbst 1985 die Känguruh-Methode in der Amsterdamer Universitätsklinik ein, siehe auch Seite 201f.). Das Video ist für den Preis von DM 120,— erhältlich über das Vinzenz Palotti Hospital, c/o Sekretariat der geburtshilflichen Abteilung, 51429 Bensberg, Anm.d.Red.)

UNICEF hat einen englischsprachigen Bericht zur weltweiten Forschung über die Känguruh-Methode im kolumbianischen Bogota veröffentlicht. Der Titel: *First International Congress: The Kangaroo Care Program*, 1990.

In den USA wird die Känguruh-Methode vom National Center for Nursing Research der National Institutes of Health gefördert; finanziert werden Forschungsprojekte, die die positiven Auswirkungen dieser Methode auf Frühgeborene und ihre Familien untersuchen.

2. Die Känguruh-Methode im deutschsprachigen Raum

Für eine Intensivstation ist es wichtig zu wissen, wo die Känguruh-Methode im deutschsprachigen Raum praktiziert wird. Unten folgen einige Kliniken, in denen diese Methode zur Zeit bereits zur Routine gehört. Das Personal Ihrer Klinik kann sich an die Oberschwester der Station oder den Chefarzt der Neugeborenenabteilung wenden und sich über deren Erfahrungen mit der Känguruh-Methode informieren lassen.

Kinderklinik Heidelberg
Neunheuer Feld 150, 69120 Heidelberg

Universitäts-Kinderklinik
Moorenstr. 5, 40225 Düsseldorf

St. Barbara-Kinderkrankenhaus
Barbarastr. 2a-5, 06110 Halle

Kinderklinik am Zentralklinikum Augsburg
Stenglinstraße, 86156 Augsburg

Zentralkrankenhaus Bremen Nord
Hammersbeckerstr. 228, 28755 Bremen

Otto von Guericke-Universität
Medizinische Fakultät, Zentrum für Kinderheilkunde
Wienerstraße, 39112 Magdeburg

Universitätsklinikum Benjamin Franklin
der Freien Universität Berlin
Hindenburgdamm 30, 12200 Berlin

Mautner Markhof'sches Kinderspital
Baumgasse 75, A-1030 Wien

Neonatologie CHUV
Universitätsspital, CH-1011 Lausanne

Klinik für Neonatologie
Departement für Frauenheilkunde
Universitätsspital Zürich, CH-8091 Zürich

3. Laufende Forschungen in Deutschland

Das medizinische Personal Ihrer Klinik wird wissen wollen, welche Forschungen über die Känguruh-Methode in Deutschland laufen. Das hilft bei der Orientierung über die Patienten, die spezifischen Situationen, die medizinischen Probleme und die Technologie, wie sie in Kliniken hierzulande üblicherweise anzutreffen sind. (Forschungen über Probleme in Kolumbien sind vielleicht für die Situation Ihres Babys oder für Ihre Klinik einfach nicht relevant.)

197

An folgenden Einrichtungen werden Forschungen über die Känguruh-Methode durchgeführt:

Universitätsklinikum Düsseldorf
(Prof. Dr. Eberhardt Schmidt, siehe Seite 203)

Universitätsklinikum Benjamin Franklin
der Freien Universität Berlin
(Prof. Dr. Hans Versmold, Dr. Christine Wieland,
Dr. Karl Bauer)

Laufende Forschungen über den Beginn der Känguruh-Methode

Dr. Gene Cranston Anderson unterscheidet verschiedene Phasen, in denen die Känguruh-Methode eingesetzt werden kann. Im folgenden referieren wir Studien, die sich für den Beginn dieser Methode zu unterschiedlichen Zeitpunkten aussprechen. Damit geben wir gleichzeitig für das Personal von Kliniken einen kurzen Überblick über den neuesten Stand der Forschung.

Die Känguruh-Methode bei der Geburt
Bisher wurden keine wissenschaftlichen Studien darüber veröffentlicht, welche Auswirkungen es hat, wenn ein Frühgeborenes sofort auf die Brust seiner Mutter gelegt wird, noch vor dem Durchtrennen der Nabelschnur und der medizinischen Beurteilung des kindlichen Zustands.

Doch auf der ganzen Welt wird in vielen Kliniken die Känguruh-Methode bei der Geburt routinemäßig praktiziert; Probleme tauchen nicht auf, wenn die Babys ein Alter zwischen 34 und 36 Schwangerschaftswochen erreicht haben und nach fünf Minuten Apgar-Werte von 6 oder mehr aufweisen. Kliniken mit diesen Erfahrungen gibt es in Schweden, Deutschland, Dänemark, Mexiko und Guatemala. Das medizinische Personal in mehreren dieser Einrichtungen hat mir versichert, daß die Frühgeborenen bei sofortigem Beginn mit der Känguruh-Methode prächtig gedeihen, vorausgesetzt, sie erfüllen die genannten Kriterien.

Mehrere dieser Kliniken sammeln jetzt spezifische klinische Daten über die Reaktion der Babys auf die Känguruh-Methode bei der Geburt, so daß vielleicht auch andere Kliniken zu solchen Versuchen angeregt werden.

Sehr früher Beginn mit der Känguruh-Methode

Pionierarbeit wurde bei der wissenschaftlichen Erfassung der Känguruh-Methode geleistet, die sehr früh einsetzt – innerhalb der ersten 30 Lebensminuten. In den USA ist es gängige Praxis, ein Frühgeborenes sofort dem Neonatologenteam zu übergeben, das die speziellen Bedürfnisse und Probleme des Babys abklärt; daher kann man mit der Känguruh-Methode frühestens beginnen, nachdem die Ärzte den Zustand des Kindes beurteilt, es abgetrocknet und abgewartet haben, wie es sich in den ersten 5 bis 10 Minuten an das extrauterine Leben anpaßt.

In Frankreich, Dänemark und Schweden ist es üblich, Babys innerhalb von fünf Minuten nach der Geburt ihren Müttern für die Känguruh-Methode zurückzugeben, auch Frühchen, die erst 27 oder 28 Schwangerschaftswochen alt sind (winzige Babys!).

In unseren Studien habe ich es in einem Fall frühestens 12 Minuten nach der Geburt geschafft, das Frühgeborene der Mutter auf die Brust zu legen – bei meinen Forschungen am Hospital Universitario del Valle in Cali, Kolumbien, wo ich mit Dr. Gene Cranston Anderson zusammengearbeitet habe. Wir brauchten diese Minuten, um das Baby abzutrocknen, seine Atem- und Herztätigkeit zu beurteilen und sämtliche Überwachungselektroden zu befestigen. Wir gaben der Mutter ihr Kind zurück, noch während sie auf dem Entbindungstisch lag und die Geburt beendete.

Die Känguruh-Methode war eine große Wohltat für dieses Baby: Wir konnten sofort sehen, wie seine Körpertemperatur stieg, obwohl es nackt war (allerdings zugedeckt mit einer vierfach gefalteten normalen Klinikdecke). Das Frühchen entspannte sich so gut, daß seine anfangs etwas mühsame Atmung bald regelmäßig und leicht wurde. Der Sauerstoffsättigungsgrad begann sofort anzusteigen und erreichte bald normale Werte.

Wir führten diese Studie mit sechs Babys fort und entwickelten eine immer perfektere Routine darin, Mutter und Kind auch unter Forschungsbedingungen optimal zu versorgen.

Durch unsere Erfahrungen mit dem sehr frühem Einsatz der Känguruh-Methode wurden wir zu zwei weiteren Forschungsprojekten angeregt. Erst machten wir eine raffiniert ausgeklügelte Vergleichsstudie, in der eine Babygruppe gleich im Entbindungszimmer mit der Känguruh-Methode begann, während die Kontrollgruppe dagegen wie üblich im offenen Bettchen versorgt wurde. Die Ergebnisse zeigen, daß die Känguruh-Methode mit gesunden Frühgeborenen ohne Bedenken schon in den ersten sechs Lebensstunden durchgeführt werden kann.

Für die zweite Studie kehrte Dr. Anderson an die Universität Florida zurück und gewann Brigitte Syfrette, eine ausgebildete Schwester und Hebamme im Promotionsstudium, als Mitarbeiterin. Sie untersuchten vier bis sechs Wochen zu früh Geborene mit Känguruh-Sitzungen, die noch im Kreißsaal einsetzten. Sie baten die Mütter, ihre Babys weiter am Körper zu tragen, bis sie selbst entlassen würden, 24 Stunden nach der Geburt. Die Mütter trugen ihr Frühchen im Snugli (siehe Seite 217) bei sich, während sie auf der Entbindungsstation herumgingen. Sie schliefen sogar mit ihrem Baby auf der Brust. Als Dr. Anderson sah, wie gut sich die Kinder entwickelten, brachte sie diese in das Forschungszentrum der Klinik. Dort blieben sie mit ihren Müttern noch ein bis zwei Tage zur weiteren Beobachtung.

Diese Forschungen hatten zum Ergebnis, daß ein Baby seine Körpertemperatur ausgesprochen gut hält, solange Hautkontakt zur Mutter besteht. Innerhalb von 24 Stunden spielte sich das Stillen hervorragend ein, und schon nach ein paar Tagen legten die Frühchen an Gewicht zu. Die Känguruh-Babys mußten im Durchschnitt lediglich 3,7 Tage in der Klinik verbringen, während die Kinder ohne diesen intensiven Hautkontakt, die direkt auf die Intensivstation verlegt wurden, ca. 10 Tage in der Klinik blieben.

Diese Pilotstudie wird als Orientierungsrahmen für eine Vergleichsstudie in den USA dienen, die wesentlich mehr Babys umfassen wird; das Vorgehen ist dasselbe wie bei der Florida-Studie über sehr frühen Beginn der Känguruh-Methode.

Früher Beginn mit der Känguruh-Methode

Den Einsatz der Känguruh-Methode kann man früh nennen, wenn das Baby innerhalb von 24 Stunden nach der Geburt auf die Brust seiner Mutter gelegt wird, sobald sich sein Zustand stabilisiert hat. Zu dieser Gruppe gehören auch künstlich beatmete Babys.

Über die Känguruh-Methode in diesem Zeitrahmen sind bisher drei Studien durchgeführt worden. Dr. Moeller-Jensen und seine Mitarbeiter an der Soenderborg-Klinik in Soenderborg, Dänemark, legten Babys unter 1500 Gramm innerhalb des ersten Lebenstags ihren Müttern auf die Brust. Er stellte fest, daß sich die Methode auf die Körpertemperatur und die Herz- und Atemtätigkeit der Kinder sofort positiv auswirkte.

Dr. Moeller-Jensen erlaubte den Müttern, ihre Frühchen auf der Station zu halten und herumzutragen; er fand schnell heraus, daß die Körpertemperatur der Babys durch die Känguruh-Methode kräftig stieg, und daß diese weniger Kleidung benötigten. Nach wenigen Tagen mit intensivem Hautkontakt waren die Kinder länger wach, forschten nach den Gesichtern ihrer Mütter und saugten eifrig.

Dr. Richard de Leeuw am Akademischen Medizinischen Zentrum der Universität Amsterdam hat eine breit angelegte Studie über die Känguruh-Methode mit über 100 Babys durchgeführt. Er läßt diese

Methode an jedem einigermaßen stabilen Neugeborenen in der Intensivstation, das an ein Beatmungsgerät angeschlossen ist, durchführen.

Mütter und Väter kommen ins Akademische Medizinische Zentrum und halten ihr Kind so lange und so oft, wie sie wollen. Dr. de Leeuw stellte fest, daß die Eltern in der Regel mindestens 30 Minuten bleiben. Er hatte dieselben wunderbaren Ergebnisse wie wir: Die Hauttemperatur der Babys steigt und ihre Atmung normalisiert sich, während sie gehalten werden. Vielleicht das Wichtigste: Die Infektionsrate liegt bei diesen Kindern nicht höher als bei jenen, die nicht in den Genuß dieser Methode kommen.

Aufgrund seiner Forschungen gelangte Dr. de Leeuw zu dem Schluß, daß die Känguruh-Methode sogar für winzige, noch nicht stabile Babys eine sichere Methode darstellt. Der Gesundheitszustand verschlechtert sich auf keinen Fall. Dr. de Leeuw mußte noch nie eine Känguruh-Sitzung aufgrund eines medizinischen Problems abbrechen.

Die Känguruh-Methode in einer mittleren Phase

Hier beginnt die Känguruh-Methode nach sieben Lebenstagen, wenn die Babys einen stabilen Zustand erreicht haben, in den Brutkasten übergesiedelt sind und kein Beatmungsgerät mehr benötigen. Mit solchen Frühchen sind zahlreiche Studien durchgeführt worden, in Deutschland, Finnland, England und den USA.

Wieder gleichen sich die Befunde: Babys mit intensivem Hautkontakt haben bessere Sauerstoffwerte, Atemmuster und eine höhere Körpertemperatur (Mütter wärmen ihr Baby besser als ein Brutkasten; die Atmung wird während einer Känguruh-Sitzung nahezu normal).

Alle Eltern finden an dieser Methode Gefallen. Das Stillen wird gefördert, weil die Mütter mehr Milch produzieren; Känguruh-Mütter stillen meist auch länger. In einer Studie wurden die Känguruh-Babys durchschnittlich sieben Tage früher aus der Klinik entlassen als andere Frühchen und weinten im Alter von sechs Monaten deutlich weniger.

Dr. Eberhardt Schmidt von der Universität Düsseldorf stellte fest, daß Känguruh-Mütter eine stärkere Bindung zu ihrem Baby aufbauen. Er ließ die Mütter ihre Frühchen halten, sobald sie in den Brutkasten übersiedeln konnten. Der Schwerpunkt von Dr. Schmidts Studien lag bei der Ernährung des Kindes und der Gefahr von Infektionen. Dr. Schmidt konnte feststellen, daß 50 Prozent der Känguruh-Mütter stillten, während in der Kontrollgruppe überhaupt nicht gestillt wurde. Känguruh-Mütter produzierten mehr Milch als die anderen Mütter, was bei ihren Kindern ein besseres Wachstum zur Folge hatte; die Infektionsrate war gegenüber der Kontrollgruppe nicht erhöht.

Am Kadlec Medical Center in Richland, Washington, startete ich einen Versuch mit der Känguruh-Methode bei Babys, die den Brutkasten noch benötigten, weil sie ihre Körpertemperatur nicht halten konnten. Ich überlegte mir, daß wenn diese Methode ältere Babys so gut warmhält, das auch bei jüngeren der Fall sein sollte.

Als erstes beobachteten wir die Frühgeborenen drei Stunden lang in ihrem Inkubator. Dann ließen wir sie von ihren Müttern drei Stunden halten. Nachdem sie wieder im Inkubator lagen, beobachteten wir die Kinder drei weitere Stunden. Dabei ging es uns um die Untersuchung der kindlichen Fähigkeit, die Körpertemperatur aufrechtzuerhalten und die zahlreichen Stimulationen zu bewältigen, der sie auf der Brust ihrer Mutter ausgesetzt sind: Herzschlag und Stimme der Mutter, rhythmische Bewegung, Berührung und Gehaltenwerden.

In einer Pilotstudie mit vier Känguruh-Babys stellten wir vor der Känguruh-Sitzung etliche Apnoen und Perioden unregelmäßiger Atmung fest. Während der Känguruh-Sitzung nahmen die Apnoen dramatisch ab. Bei drei Babys fehlten sie völlig. Das vierte hatte immer noch Atemschwierigkeiten, aber weit weniger Apnoen als im Inkubator.

Als wir der Frage nachgingen, warum dieses Kind an Apnoen litt, bemerkten wir, daß es sich bei den Känguruh-Sitzungen so entspannte, daß es richtig in sich zusammensackte: Sein Körper verdichtete sich regelrecht, bog sich zusammen, jegliche Muskelspannung verschwand. Wir bemerkten, daß der Kleine jedesmal, wenn er sich so vollkommen entspannte, Atemprobleme bekam. Wir schlossen daraus, daß ein solches Ausmaß an Entspannung zu einer Form der Apnoe beitragen könnte, die als *obstruktive Apnoe* bekannt ist: Dabei wird das Einströmen der Luft in die Lunge behindert.

Keine der vorangehenden Studien hatte spezifiziert, ob die Apnoen, die während einer Känguruh-Sitzung vorkamen, obstruktiv oder durch Unreife des Gehirns bedingt waren (eine Form der Apnoe, die als *zentral* bezeichnet wird). Wir beschlossen, diese Sache zu klären, vor allem, weil wir uns vergewissern wollten, ob die Känguruh-Methode auch für Inkubator-Babys eine unbedenkliche Methode sein könnte. Also begannen wir mit einer neuen Studie. Bisher haben wir Daten über 17 Känguruh- und 15 Kontroll-Babys gesammelt. Fälle von zentraler Apnoe schrumpften bei der Känguruh-Methode auf ein Viertel; obstruktive Apnoe trat bei Kindern mit einem Gewicht über 2000 Gramm nicht häufiger auf.

Wir stellten fest, daß ein Baby, das sehr schlaff und schwach ist, bei einer Känguruh-Sitzung in aufrechter Position seinen Brustkorb nicht ausgedehnt halten kann. Mütter dieser winzigen Frühchen müssen sich weiter zurücklehnen, damit sie nicht so aufrecht sitzen. Für die Kinder ist es vorteilhafter, wenn sie statt in einer aufrechten Position eher schräg liegen, auf einer der beiden Brüste. Falls das Köpfchen beim Einschlafen nach vorn fallen sollte, korrigieren wir die Kopfhaltung, so daß sie wieder gerade ist und die Atemwege offen bleiben. Auch in der ersten halben Stunde nach dem Trinken sollten diese kleineren Babys sorgfältig beobachtet werden, ob nicht ein Teil der Nahrung wieder hochkommt.

Momentan lassen wir unsere Mütter ihre Frühgeborenen fünf Tage nacheinander halten, damit wir sehen können, ob die am ersten Tag beobachteten positiven Auswirkungen weiter anhalten.

Die Känguruh-Methode in einer späteren Phase

Auf Babys, die schon in der Lage sind, normale Raumluft zu atmen, und die ins offene Bettchen verlegt wurden, wirkt sich die Känguruh-Methode in vieler Hinsicht positiv aus: Sie trinken gut an der Brust, nehmen kräftig zu, schlafen ruhig, weinen wenig und beginnen, Aufmerksamkeit zu zeigen und mit ihren Eltern Kontakt aufzunehmen. Die Babys dieser Gruppe stellen den größten Anteil der untersuchten Frühgeborenen dar.

1988 führten mein Team und ich unsere erste Studie durch, am Hollywood Presbyterian Hospital in Los Angeles, mit 12 Frühgeborenen im offenen Bettchen, deren Entlassung aus der Klinik kurz bevorstand. Diese Babys waren in der Regel nicht mehr an Monitore angeschlossen, weil man ihren Zustand als relativ stabil einschätzte. Für Forschungszwecke legten wir jedoch die Kabel wieder an. Wir beobachteten die Kinder drei Stunden vor der Känguruh-Sitzung, überreichten sie dann ihren Müttern für drei Stunden und beobachteten sie anschließend noch einmal drei Stunden.

Wir waren überrascht, daß viele dieser Babys vor und nach der Känguruh-Sitzung immer noch abnorme Atemmuster zeigten – und das kurz vor ihrer Entlassung! Als der Neonatologe die Daten sah, ordnete er für Frühgeborene, die bald entlassen werden sollten, eine Kontrolle der Atmung in Form eines »Pneumogramms« an. Viele Kliniken machen über Nacht ein 12-stündiges Pneumogramm, um festzustellen, ob dem Baby ein Apnoe-Monitor nach Hause mitgegeben werden muß.

Doch während der Känguruh-Sitzungen waren die Atemmuster normal. Bei den Babys, die bereits ins offene Bettchen umgezogen waren, kamen weder Apnoen noch periodisches Atmen vor.

Die Ergebnisse waren so erfreulich, daß wir beschlossen, die Studie zu einem randomisierten Kontrollversuch auszuweiten, ein kompliziertes Verfahren zur Auswahl von Babys mit Känguruh-Sitzungen und ohne (zur Kontrolle).

Dieser Kontrollversuch wurde am Kadlec Medical Center in Richland, Washington, mit 13 Känguruh- und 11 Kontroll-Babys durchgeführt. Er kam zu denselben Ergebnissen: Während der Känguruh-Sitzungen stieg die Körpertemperatur der Kinder; Apnoen und periodische Atmung nahmen bedeutend ab. Die Frühgeborenen schliefen doppelt so lange und verbrachten wesentlich weniger Zeit mit zielloser Aktivität.

Aufgrund der Ergebnisse dieses randomisierten Kontrollversuchs, bei dem die Känguruh-Methode einen Tag lang bei Babys im offenen Bettchen angewendet wurde, finanziert mir der Staat weitere Studien mit Inkubator-Babys, mit denen ich untersuchen will, ob die bereits festgestellten positiven Auswirkungen auch fünf Tage lang anhalten. In dieser Studie, die gerade am Little Company of Mary Hospital in Torrance, Kalifornien, läuft, sammeln wir auch Daten über das Trinkverhalten, über die Verringerung der Streßbelastung bei Mutter und Kind und über den Entlassungszeitpunkt und die Länge des Klinikaufenthalts.

Forschungen über die Känguruh-Methode sind im Gang, auch wenn sie manchmal nur langsam voranzukommen scheinen. Wenn eine neue Behandlungsmethode erprobt wird, muß das Forschungsprogramm auf vorsichtige, überlegte und logische Weise ausgeweitet werden, damit wirklich erwiesen werden kann, daß die Methode keinerlei Gefahren birgt. Wie Sie gelesen haben, gibt es viele verschiedene Typen von Frühgeborenen, viele mögliche Zeitpunkte, zu denen die Känguruh-Methode einsetzen kann, und eine unterschiedliche Dauer und Anzahl der Känguruh-Sitzungen, was alles bei der wissenschaftlichen Auswertung zu berücksichtigen ist. Diese Auswertungen brauchen Zeit. Doch haben so viele Studien ähnliche positive Auswirkungen der Känguruh-Methode belegt, daß es jetzt an der Zeit ist, diese Methode bei allen Frühgeborenen im offenen Bettchen anzuwenden.

Anhang
B

Dank

Meine Verehrung für Dr. Gene Cranston Anderson läßt sich nicht
in wenige Dankesworte fassen – diese Forscherin auf dem Gebiet
der medizinischen Krankenbetreuung war mir eine weise, beflü-
gelnde Mentorin, die mir behutsam einen Weg durch das Labyrinth
aufgezeigt hat, durch das ich mich am Anfang meiner Forschungs-
karriere hindurchfinden mußte. Angesichts der Flut der Forschungen hat sie mir die richtigen Anstöße gegeben und mich mit den
Werkzeugen ausgestattet, die nötig sind, um den Anforderungen
der Wissenschaftlichkeit gerecht zu werden. Für mich und meine
Kollegen ist sie die Große Mutter der Mutter-Kind-Betreuung, die
auf die gegenseitigen Heilkräfte in der Mutter-Kind-Beziehung
baut. Ohne ihre kluge Unterstützung hätte ich meine Forschungen
nicht vollenden können. Sie hat mich auf Louis Pasteurs Aphoris-
mus aufmerksam gemacht – »Bei der wissenschaftlichen Beobachtung ist das Glück nur demjenigen hold, der sich darauf vorbereitet
hat« –, und ich weiß, daß Dr. Andersons geistige Kräfte mir und
allen ihren anderen Schülern Welten von Möglichkeiten eröffnen.
Es war für mich ein unschätzbarer Segen, daß der winzige Prome-
theus, der in meiner Seele lebt, sich von Dr. Andersons intellektu-
ellem Feuer nähren konnte.
Klinische Forschung steht und fällt mit den Teams in den Kliniken;
ohne sie ließen sich die Forschungsmethoden nicht ausfeilen. Ich
stehe in großer Schuld bei vielen hervorragenden Krankenschwestern, die diese Studien praktisch umsetzbar gemacht und alle

Beteiligten mit ihrer Freude und Begeisterung angesteckt haben: Dottie Philips, Carol Thompson, Joan Swinth, Sudha Rao, Joanne Becker, Annie Hollingsead, Dr. Sharlene Simpson, Luz Angela Argote, Gladys Medellin, Lynnette Lippincott und Teresa Warwood. Sie alle opferten unzählige Stunden Freizeit, um Versuchspersonen zu gewinnen, Daten zu sammeln und zu dokumentieren. Sie engagierten sich immer mehr, stellten entscheidende Fragen über die Känguruh-Methode und entwickelten Wege, diese Fragen zu beantworten. So gewinnt unsere Arbeit an Tiefe, und ich lerne sehr viel von diesen Mitarbeiterinnen. Auch zwei Ärzte muß ich besonders hervorheben, die sich auf diese neue Methode eingelassen haben und ihr Gefahrlosigkeit bescheinigen konnten. Die Känguruh-Methode würde sich in den USA schwertun ohne Dr. Anthony Hadeed, einen Neonatologen, wie man kaum einen zweiten findet: Er ist der Überzeugung, daß Mütter und Babys zusammengehören, und ist auch bereit, am Status quo zu rütteln, um diese Philosophie durchzusetzen. Bahnbrechend wirkte Dr. Humberto Rey, Chefarzt für Pädiatrie am Hospital Universitario del Valle in Cali, Kolumbien, als er die positiven Auswirkungen und Möglichkeiten der Känguruh-Methode aufzeigte.

Die Känguruh-Methode gäbe es nicht ohne die Babys und ihre Mütter und Väter, die in all unseren Studien als Versuchspersonen mitgewirkt haben. Die vorurteilslose Offenheit dieser Eltern, Mediziner und zahlloser anderer Forscher, die sich mit dieser Methode beschäftigt haben, hat den Boden dafür bereitet, daß dieser wichtige Ansatz immer weitere Verbreitung finden wird.

Ich danke Gott, daß er mir eine Freundin wie Susie Golant geschenkt hat, eine Autorin, die meine Gedanken nachvollziehen und meine Gefühle und Hoffnungen, die an dieser wunderbaren Form natürlicher Fürsorge hängen, so beredt ausdrücken kann. Und ganz bestimmt könnte niemand anderer meine unberechenbare (oder völlig fehlende) Zeiteinteilung ertragen.

Schließlich gilt mein grenzenloser Dank dem Team der Intensivstation am Medical Center der Universität Kalifornien (UCLA), ohne das es dieses Buch nicht gegeben hätte. Ich danke euch allen für eure Hilfe, Methoden zu entwickeln, daß Mütter und Babys in Berührung bleiben können und nie mehr getrennt werden.

Susan M. Ludington-Hoe

Ich möchte unserer Lektorin im Bantam-Verlag danken, Toni Burbank, die die Weitsicht und Begeisterung besaß, diesem Projekt auf die Sprünge zu helfen. Ohne ihre Unterstützung wäre dieses Buch immer noch lediglich ein Hoffnungsschimmer in Susan Ludington-Hoes Augen. Dank Coleen O'Sheas scharfsinniger Fragen und Kommentare haben wir an unserer Arbeit so lange gefeilt, bis wir die Eltern optimal ansprechen konnten. Und wie immer stehe ich in der Schuld unseres Agenten Bob Tabian, der sich stets für unsere Interessen einsetzt.

Dankbar bin ich auch meinem Mann Mitch, der zu mir steht als Verbündeter, Freund, Geliebter, Antreiber und nie versiegender Quell moralischer und materieller Unterstützung. Ohne ihn kein Buch von mir. Und meinen Kindern Cherie und Aimee, die jetzt schon fast erwachsen sind und mir vieles über Bonding und mütterliche Liebe beigebracht haben. Ohne sie kein Buch von mir. Und meinen Eltern, Arthur und Mary Kleinhandler, die mich umhegt, geliebt und beschützt haben. Ohne sie keine Susan Golant!

Schließlich möchte ich Susan Ludington-Hoe für den Mut zu ihren Visionen und Überzeugungen danken. Dank ihrer Vorstellungskraft und ihres Forschergeists hat sie mehr Liebe zwischen Familien und ihren Babys gesät als jeder andere Mensch, den ich kenne. Dafür und für andere Geschenke bin ich ihr dankbar.

Susan Golant

Die Autorinnen

Dr. Susan M. Ludington-Hoe promovierte an der Texas Women's University mit dem Hauptgebiet »Gesundheit von Mutter und Kind« und dem Nebengebiet »Kindliche Entwicklung«. Außerdem hat sie eine abgeschlossene Hebammenausbildung.

Seit 1976 hat Dr. Ludington-Hoe zahlreiche wissenschaftliche Artikel veröffentlicht, in denen sie ihre Forschungen in den Bereichen frühkindliche Entwicklung und frühkindliche Stimulation sowie über die Känguruh-Methode darstellt.

Dr. Ludington-Hoe erforscht seit 1987 die Känguruh-Methode und hat zu diesem Thema bereits 12 Studien durchgeführt, mit Unterstützung der Schwesternschule der Universität Kalifornien, Los Angeles, wo sie zur Zeit als Professorin für das Spezialgebiet »Gesundheit von Mutter und Kind« tätig ist. Sie hat zur Förderung ihrer Arbeit viele Stipendien erhalten; seit 1991 finanzieren ihr die staatlichen Gesundheitsbehörden weitere Untersuchungen über die positiven Auswirkungen der Känguruh-Methode auf Frühgeborene in den USA. Bisher haben Dr. Ludington-Hoe und ihr Forschungs-Team die Känguruh-Methode an über 200 Babys und ihren Familien in den USA und in Südamerika studiert.

Die Autorin *Susan K. Golant* (M.A.) hat sich nach ihrem Studium der französischen Literatur auf die Themen Elternschaft, Gesundheit und Frauenfragen spezialisiert und dazu bereits zahlreiche Bücher verfaßt oder mitverfaßt. Daneben erscheinen ihre Features über Erziehung, Frauenfragen, Gesundheit und Psychologie regelmäßig in *The Los Angeles Times* und bekannten Zeitschriften wie *Harper's Bazaar*. Susan Golant lebt in Los Angeles, mit ihrem Mann und ihren beiden Töchtern im College-Alter.

Worterklärungen

Apnoe	Zeitspanne, in der das Frühgeborene zu atmen »vergißt«.
Beatmungsgerät	Maschine, die die kindliche Atmung unterstützt.
Betamethason	Medikament, das die Reifung der Lunge unterstützt.
Bradykardie	Langsamer Herzschlag, unter 120 Schlägen pro Minute.
Bradypnoe	Langsame Atmung. Die Atemtätigkeit sinkt unter 30 Atemzüge pro Minute.
CPAP (Continuous Positive Airway Pressure)	Einstellung des Beatmungsgeräts, bei der ein leichter, konstanter Überdruck aufrechterhalten wird, um die Atemwege frei zu halten.
Dexamethason	Medikament, das die Reifung der Lunge fördert.
Doppelläufiger Nasentubus	Kleiner Schlauch mit verzweigtem Ende, aus dem Sauerstoff in die Nase des Kindes strömt, ohne Druck oder Erhöhung des eingeatmeten Luftvolumens.
Exspiratorisches Stöhnen	Geräusche beim Ausatmen, die ein frühes Anzeichen von Atemschwierigkeiten sind. Die Geräusche treten auf, wenn sich ein Baby instinktiv gegen das Zusammenfallen der Lunge schützen will und die Luft nicht vollständig aus den Atemwegen ausströmen läßt.
Fötushaltung	Kauerstellung mit angewinkelten Armen und Beinen.
Frühchensauger	Spezieller Fläschchensauger, durch den die Milch leichter fließt und der verhindert, daß beim Trinken zuviel Milch in den Mund gerät.

Frühgeburt	Jedes Baby, das nach einer Schwangerschaftsdauer von weniger als 38 Wochen zur Welt kommt.
Gastro-ösophagealer Reflux	Häufiges Aufstoßen von Nahrung, bedingt durch den unreifen Muskeltonus im Magen und in der Speiseröhre.
Gelbsucht	Störung, bei der alte rote Blutkörperchen von der unreifen Leber des Kindes nicht abgebaut werden, so daß sie sich unter der Haut ansammeln und der Haut eine gelbliche Tönung verleihen. Gelbsucht wird mit Licht behandelt, das die roten Blutkörperchen abbaut.
Gestationsalter	Schwangerschaftsdauer bis zur Geburt.
Inkubator	Geschlossene Wärmeeinheit, meist aus durchsichtigem Plastik hergestellt.
Intravenöse Ernährung	Nährlösung, die direkt in den Blutkreislauf gelangt.
Intubation	Einführen eines Schlauchs durch den Hals des Kindes in die Lunge, damit diese ausreichend Sauerstoff erhält.
Konzeptionsalter	Wochen im Mutterleib plus Wochen ab der Geburt.
Moro-Reflex	Bewegungsreflex, bei dem das Baby seine Arme und Beine weit von sich streckt und dann wieder zitternd zur Körpermitte hin einzieht.
Nabelarterien-Katheter	Kleiner Schlauch, der in den Nabelrest eingeführt wird und die Messung des inneren Blutdrucks, Blutflusses und der Sauerstoffwerte im Blut erlaubt; auch können Blutproben entnommen werden, ohne das Baby immer wieder neu stechen zu müssen.
Neonatologe	Arzt, der sich auf die Probleme Neugeborener spezialisiert hat.

Obstruktive Apnoe	Atempausen wegen Blockierung der Atemwege.
Oxytozin	Hormon, das für den Milchfluß-Reflex entscheidend ist. Es löst den Milchfluß aus, indem es die die Milchgänge umgebenden Muskelzellen zu Kontraktionen anregt. Auch die Uterusmuskeln werden durch Oxytozin zu Kontraktionen angeregt.
parenteral	Direkt in die Blutbahn.
Periodische Atmung	Mindestens drei Apnoen hintereinander, zwischen denen tiefe, kompensierende Atemzüge liegen.
Perkutankatheter	Schlauch, der durch eine Armvene zum Herzen führt. Durch ihn wird das Baby mit einer Nährlösung versorgt.
Puls-Oximeter	Ein Sensor, der den Sauerstoffsättigungsgrad des Bluts mißt.
Reaktionsverzögerung	Ein Frühgeborenes braucht Zeit, um Außenreize zu verarbeiten und sein Verhalten entsprechend anzupassen.
Sauerstoffsättigungsgrad (SO₂)	Gibt Auskunft über die Sauerstoffmenge, die das Blut transportiert. Der Normalbereich liegt zwischen 88 und 100 Prozent.
Sondenernährung	Einführen flüssiger Nahrung in den Magen durch einen Schlauch, der durch den Hals des Kindes geschoben wird.
Soziale Berührung	Beruhigende und liebevolle Berührungen.
Surfactant	Medikament, das die Lunge des Frühchens elastischer macht.
Tachykardie	Rascher Herzschlag von 160 Schlägen pro Minute oder darüber.
Tachypnoe	Rasche Atmung (60 Atemzüge oder mehr pro Minute, beim Schreien).

Theophyllin	Medikament, das die Atmung reguliert.
Thermistorfühler	Eine kleine, flache Scheibe, die die Körpertemperatur eines Babys an die Heizeinheit einer offenen Wärmeliege oder eines Inkubators weitermeldet und die Heizung so regelt, daß die richtige Körpertemperatur des Kindes erhalten bleibt.
Thermoneutraler Bereich	Temperaturbereich, in dem der Sauerstoffbedarf eines Babys am niedrigsten ist.
Thermoregulatorisches System	Der Hypothalamus, die Blutgefäße, die Haut und die Schweißdrüsen, die gemeinsam die Körpertemperatur eines Menschen regeln.
Transkutaner Sauerstoffdruck (TCPO$_2$)	Messung der von den Blutzellen direkt unter der Haut transportierten Sauerstoffmenge mit Hilfe eines Sensors.
Vasopressor	Sammelname für Medikamente, die den Blutdruck regulieren.
Ventrikelblutung	Hirnblutung als Ergebnis von Blutdruckschwankungen im Gehirn.
Voll ausgetragenes Baby	Jedes Baby, das in der 38. bis 42. Schwangerschaftswoche zur Welt kommt.
Wärmeliege	Offene, flache Liege mit einem Wärmestrahler direkt darüber, für intensivste Versorgung gefährdeter Frühgeborener. Auch offener Inkubator genannt.
Zentrale Apnoe	Durch Unreife des Gehirns bedingte Atempause.

Adressen

Beratungsstellen

»Das Frühgeborene Kind« e.V.
Eva Vonderlin, Von-der-Tann-Str. 7, 69126 Heidelberg
(verschickt Informationen und vermittelt Kontakte zu betroffenen Familien; organisiert jährlich ein »Frühchen-Treffen«)

»Unser Frühchen«, Elke Simon, Waldstr. 2, 82194 Gröbenzell

Förderkreis für Früh- und Risikogeborene e.V.
Oberarzt Dr. Friedrich Porz, Kinderklinik am Zentralklinikum Augsburg,
Stenglinstraße, 86156 Augsburg, Tel.: 0821 / 40 01
(Betreuung von Eltern und Kindern in der Klinik und zu Hause; vermittelt Adressen in Ihrer Nähe)

Elterninitiativgruppe intensiv behandelter Frühgeborener
Familie Tappermann, Flurgasse 17, 41569 Rommerskirchen,
Tel.: 02183 / 51 00

Aktionskomitee »Kind im Krankenhaus« e.V.
Kirchstr. 34, 61440 Oberursel, Tel.: 06172 / 30 36 00
(Informationen über kinder- und familienfreundliche Krankenhäuser, z.B. bei Früh- oder Kaiserschnittgeburten, Wo ist Rooming in möglich?, Wo kann man »sanft« entbinden?)

Selbsthilfegruppen

Nationale Kontakt- und Informationsstelle zur Anregung
und Unterstützung von Selbsthilfegruppen
Albrecht-Achilles-Str. 65, 10709 Berlin, Tel.: 030 / 891 40 19
(Infos zur Gründung von Selbsthilfegruppen gegen Rückporto von DM 3,— in Briefmarken)

Selbsthilfegruppe für emotionale Gesundheit, EA-Emotions Anonymous, E.A.-Kontaktstelle Deutschland
Katzbachstr. 33, 10965 Berlin, Tel.: 030 / 786 79 84
(Selbsthilfegruppe für Menschen mit emotionalen Problemen oder in Krisen; vermittelt Kontaktadressen in anderen Städten)

Emotions Anonymous, E.A.-Kontaktstelle Schweiz
Postfach 228, CH-4016 Basel, Tel.: 061 / 25 56 80
(s. EA-Deutschland)

Stillgruppen

Arbeitsgemeinschaft Freier Stillgruppen (AFS), Bundesverband e.V.
Postfach 31 11 12, 76141 Karlsruhe, Tel.: 09331 / 33 94
(Anfragen werden an die ca. 800 Ortsgruppen weitergeleitet; Informationen über nahegelegene Stillgruppen; monatlicher Rundbrief [Abo] mit Broschüren zu verschiedenen Themen, z.B. Stillen von Frühgeborenen, nach Kaiserschnitt, bei Zwillingen, Ernährungsratgeber für Stillende, Beikost etc.)

La Leche Liga Deutschland e.V., Postfach 65 00 96, 81214 München
(Die LLL-Beraterinnen leisten Hilfe durch monatliche Gruppentreffen und telefonische Beratung. Mit einem frankierten Rückumschlag kann über das Postfach die LLL-Stillberaterinnenliste und die LLL-Publikationsliste bestellt werden. Die La Leche Liga verschickt außerdem gegen Rechnung
– Das Handbuch für die stillende Mutter,
– die LLL-Stillinformationsmappe,
– Schlafen und Wachen – Ein Elternbuch für Kindernächte
und viele andere Informationsschriften zum Stillen und für das Leben mit dem Baby.)

LLL-Österreich, Postfach, A-6500 Landeck
(s. LLL-Deutschland)

LLL-Schweiz, Postfach 197, CH-8053 Zürich, Tel.: 01 / 910 96 59
(s. LLL-Deutschland)

Bezugsquellen

Naturproduktehaus Feige, Bergstr. 25, 53844 Troisdorf,
Tel.: 0228 / 454 12
(naturbelassene Babyartikel, Lammfelle usw.)

Faber und Mueller GmbH, Postfach 1363, 27793 Wildeshausen
(Neu Seeland-Fellimport)

Walter Eckschlager, A-5322 Hof/Salzburg
(Felle und Wolle)

Ute Wood, Georgenstr. 24, 80799 München
(Snugli-Tragesitze)

Dieter Wahl, Neustadtgasse 3, 72070 Tübingen
(Rebosso-Tragebücher)

Claire Pola-Hartmann, Trichtenhauser Str. 42, CH-8125 Zollikerberg
oder über LLL-Schweiz
(Claire-Pola-Tuch)

Das Videoband *Wenn Du zu früh geboren wirst – die Känguruhmethode*,
35 Minuten, von Saskia van Rees und Richard de Leeuw (Richard de
Leeuw führte im Herbst 1985 die Känguruhmethode in der Amsterdamer
Universitätsklinik ein), DM 120,—, ist erhältlich über:

Vinzenz Pallotti Hospital
c/o Sekretariat der geburtshilflichen Abteilung, 51429 Bensberg,
Tel.: 02204 / 413 00 und 413 01

Register

222

225

ALFRED TOMATIS

KLANGWELT MUTTERLEIB
Die Anfänge der Kommunikation
zwischen Mutter und Kind
254 Seiten. Gebunden

Klangwelt Mutterleib ist ein faszinierender Bericht über ein Forscherleben und das Ergebnis jahrzehntelanger unermüdlicher Arbeit am Phänomen Hören. Tomatis vermittelt wichtige Einsichten über die Einzigartigkeit der Mutter-Kind-Beziehung:

Er weist nach, daß der Fetus hört, dabei nimmt er ganz besonders die Stimme seiner Mutter wahr. Welche Signale sie ihm sendet hat damit einen prägenden Einfluß auf die emotionale Entwicklung des Kindes.

Ferner setzt sich Tomatis kritisch mit modernen Geburtspraktiken auseinander und stellt revolutionäre Therapiemöglichkeiten mit Kindern und Erwachsenen vor.

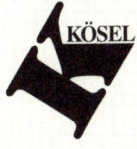
KÖSEL

DAVID CHAMBERLAIN

WORAN BABYS SICH ERINNERN
Die Anfänge unseres Bewußtseins im Mutterleib
279 Seiten. Kartoniert

Hätten Sie gedacht, daß Bewußtsein und Wahrnehmungsvermögen von Babys bereits im Mutterleib und bei der Geburt hoch entwickelt sind – und daß sich Babys später sogar an Einzelheiten aus ihrer frühesten Lebenszeit erinnern können?

Dieses lebendig geschriebene Buch eröffnet faszinierende Einblicke in die Erlebniswelt von Ungeborenen und kleinen Kindern. Es vermittelt verblüffende Erkenntnisse und bietet einen umfassenden Überblick über alles, was wir derzeit von den Anfängen des Bewußtseins wissen.

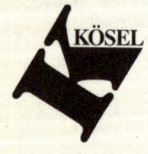

KÖSEL